あなたは本当にうつ？

あなたが「はっ‥」と気づいてしまったら、この声を無視しないでください。

うつ克服専門カウンセラー
後生川礼子 著

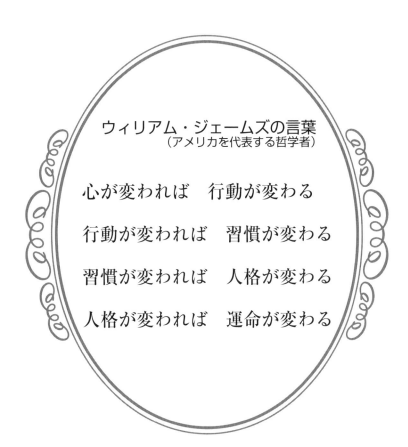

ウィリアム・ジェームズの言葉
(アメリカを代表する哲学者)

心が変われば　行動が変わる

行動が変われば　習慣が変わる

習慣が変われば　人格が変わる

人格が変われば　運命が変わる

はじめに

本当の　あなたは…いま　どこに？

幼いころ。
お母さんと　手をつないで　お散歩したあの日。
見上げた顔は　キラキラした笑顔、
無邪気に　走り回って…、
無邪気に　お花で髪飾り作って…、
無邪気に　ただただ　笑っていた　あなた。

小学生のころ。
大きなランドセルを背負い　初めての学校。
「男子　女子」って言葉に　何だか気恥ずかしい
交換日記や　シール交換。
時間も忘れて　帰りが遅くなって　怒られたこともあったっけ。
でも、
ただただ　笑っていた　あなた。

中学生のころ。
渡り廊下で　好きな先輩を見つけてはドキドキ　ワクワク
女子グループの事で　悩んだこともあったかな
お手紙交換　恋の悩みも相談したりして…。
それでも、
ただただ　笑っていた　あなた。

高校生。
何だか　周りが　どんどん変わっていく。
友だちって
自分って
将来って
心で　もがきながらも　作り笑いを覚えた　あなた。

社会人。
あの人に　認められたい。
すごく出来る人ねって　言われたい。
好かれたい。
嫌われたくない。
落ち込むこともあるけど　そんな時は
お酒で流すことも覚えたあなた。

結婚した　あなた。
○○家の　お嫁さん。
○○ちゃんの　お母さん。
○○君の　奥さん。

あれ…本当の自分って　どんどん消えていくんだね

ママになった　あなた。
大きな怪我をした。
学校で何かが　起きた。
この子のために母親として　しっかりしなきゃダメだ。
いつも　これからも。
だって私は　もう母親なんだから…・。

はじめに

病気になった　あなた。
こんな大事な時期に　なんで？
私に限って　いや、まさかまさか。
だって　弱い人がなるんでしょ、うつって病気。
そんなはずが　ない。

だってワタシ、弱くないから…

皆さん、初めまして。
うつ克服専門カウンセラー　後生川礼子です。

著書3作目となる今回のテーマは、私と同じ「子育てママ」さん。
そして大切な身体と心に一生懸命向き合っている女性たちへ向けて
精一杯のエールを送りたく、私なりの言葉で描き綴った1冊です。

なぜ、あなたがこのページを開いたのか？
もしかしたら、心のどこかで
「なにか変わりたい」って思っていたからかもしれません。

でも、
こんな年だし
子育てだって忙しいし
時間ないし
病気だし
「うつ」だし…。

あなたの心からの叫びが　私には聞こえていました。
忘れてしまっていませんか?
無邪気に過ごしていたあの日のことを。
悩みなんか　悩みになってなかった　あの日のことを。
「将来　何になりたいの?」
そう夢を問われれば　すぐに答えられていた　あの日のことを…。

人生は一度きりです。
薬に依存しない生き方、一度の人生自分らしく在るために、
これから一緒に考えていきましょう。
今日という日が　あなたにとってターニングポイントとなります様に。

この本を手にとって下さり　本当に有り難うございます。
このページを開いて下さり　本当に有り難うございます。
答えにはならないかもしれません、でも本書が、
あなたが、よりあなたらしく在るための「きっかけ」になれば。
私は　幸せなのです。

平成２９年１０月

後生川礼子

あなたは本当にうつ？―目次

はじめに　　　　　　　　　　　　　　　　　　　　　　　　　　3

第1章　母として、女性として
　当時、私がそうだったように…　　　　　　　　　　　　　12
　子供は　子供なりに成長していく　　　　　　　　　　　　17
　本当にそれって、「今」必要ですか？　　　　　　　　　　26
　時間をコントロールできれば　人生をもコントロールできる　32
　歩く事に意味と価値を与える　　　　　　　　　　　　　　37
　身体と心は繋がっている　　　　　　　　　　　　　　　　43

第2章　今、頑張っているあなたへ
　仕事を休職するという事　　　　　　　　　　　　　　　　50
　とても重要条件。「睡眠負債を抱えない働き方」　　　　　58
　復職によるたくさんのメリット　　　　　　　　　　　　　62
　今の仕事　好きですか？
　　　もう一度選び直せるとしても「同じ仕事」選びますか？　66

第3章　全てが、うつでは〝ないかもしれない〟という事実

❶実は肥満だった　うつ　73
Ａさん（主婦・43歳）

❷うつが、「双極性障害」と診断され続ける　77
Ｂさん（ＯＬ・29歳）

❸家庭内暴力が原因だった　うつ　80
Ｃさん（主婦・33歳）

❹更年期という顔の　うつ　83
Ｄさん（主婦・50歳）

❺本当は貧血だった　うつ　87
Ｅさん（主婦・27歳）

❻本当は仕事を辞めたかった　うつ　91
Ｆさん（看護師・47歳）

❼くすりの副作用だった　うつ　96
Ｇさん（主婦・68歳）

❽減薬が心配な　うつ　100
Ｈさん（教師・55歳）

❾不眠の原因はネット依存だった　うつ　104
Ｉさん（主婦・33歳）

❿思考の書き換えだけでお薬が必要なくなった　109
Ｊさん（主婦・40歳）

目次

第4章　井原先生語録
その〝言葉〟が私に勇気と知恵をくれました

診断について	118
「うつは脳の病気」って本当？	122
精神科医の立場について〜あなたが望む医師ってどんな人？〜	124
「激励禁忌神話」〜「頑張れ」は本当に禁句？〜	126
本当の精神療法について	128
生活療法〜生活習慣から症状を診る〜	130
双極性障害〜その気分変動は病気？〜	132
お薬とアルコール	134
自分の治療に責任を持つ	136
家族や周囲のサポートについて	140
うつ予防・再発防止について	142
薬物療法〜それでもお薬に頼りますか？〜	144
うつは治ると知る事	147

第5章　うつ克服3年経過
今、私が心がけている大切な事

■早寝早起き、短時間の昼寝	153
■タイムスケジュール	153
■家族時間	154
■自分時間	155
■毎日リセット	155
■お酒はつきあい程度	156
■サポーターにも質のよいサポーターを	157
■共感しても共存しない	157
■NOにはNO，YESにはYES	158

■一流の言葉にふれる	159
■好きな仕事をする	159
■ご先祖に手を合わせる	160
■夢をもつ	161
■感謝の気持ち	162
■身体のサインを無視しない	162

第6章　こころの詩

なんとかなる	166
知恵は光・無知は闇	167
マイナスの言葉や想いを自分の中に注ぎ込んではいけない	168
「ありがとう」を1万回いう	169
あるものに目を向ける	170
病気を患った。それは自分だけが経験した「財産」	171
「命」という字は…	172
雨が降ったら　傘をさせばいいだけ	173
星に願いを	174
今日の自分にできる「最大限の努力」の積み重ね	175
最後の砦は愛情	176
生きるための資源	177

おわりに　　178

※注意

本書に書かれている具体例は、実際のクライアント様の例をもとに個人情報を改変したものです。
本書の記載は、特定のひとの、特定の場合について述べたものであり、すべての人にあてはまるわけではありません。
したがって本書の著者および出版社は、本書の情報を誤用したことがきっかけで何らかの健康被害が生じたとしても、その責任を負うものではありません。
薬剤を用いた治療を変更・中止しようとするときには、必ず医師の指導を受けて下さい。（著者）

第1章

母として、女性として

当時、私がそうだったように…

体調不良の根本的原因は生活習慣。

そして不健全な信念。

その見直しをしない限り、再発の種を残すことになる
私も再発だけは絶対に避けたかったのです。

だって、苦しいです。辛いです。

しかし、きっと日本のどこかで、
まさに今この瞬間に「うつ病」と診断された人がいるかもしれない。

薬剤師さんから、初めて飲むお薬の説明を受けながら
受け取りカウンターで呆然としている人もいるかもしれない。
家族になんて言おう、職場になんて言おう…。

「しばらく様子をみましょう、じゃあ次回は4週間後ですね」

あっさりと　そう主治医に告げられ
途方もなく出口の見えない未来に　顔を上げられず
声にならない声で　泣いている人もいるかもしれない。

そして、あなたがこの本を読んでいる　まさにこの瞬間にも
命の選択を迫られている人も　いるかもしれない。

薬のみの解決方法に疑問だらけで始まった
私の第2の人生。

自身3作目となる本を、イチ看護師レベルで出版する
私の正気を疑う方もいるかもしれません。

「あんたこそ、再発したらどうするんだ」

と心の中で思っている読者もいる事でしょう。

「あなたのうつ絶対克服できます」

あの平成27年の1作目から、全くオブラートに包まず
本音で描く表現方法に、もしかしたら最後まで読めない人もいるかも
しれません。

でも、私は知っています。

世間には「うつの本」は溢れ返っている。
私の家族も読めば治ると言って、どっさりと買ってきました。

でもね、思うのです。
生きる意味にすら混乱している当事者が　本当に触れたいのって
研究結果や数字やデーターや、そんなお利口さんの言葉じゃない。

当時　私がそうだった様に…

うつの本に　きれい事を書いても見抜かれる。

建前で書いたって　すぐに見破られる。

本気で今　この瞬間を生きている方に著者は本音で伝えないと
書く意味がない。

なに一つ、想いは伝わらないのです。
それくらいのこと　私は重々承知しています。

これは、元当事者の一人として率直に思う事なのです。
だからあなたに、どうか一緒に考えて頂きたいのです。

悩むのではない、考えるのです。

うつの研究はどんどん進んでいる。
でもその素晴らしい脳科学の進歩の先に、

「診断」はできても結果的に治療に生かせないのは何故だろうか。

なぜ　うつが治らないの。
なぜ　増えるの。
なぜ　命を絶つ人がいるの。

うつの常識って実は非常識な事ではないのだろうか、
というか誰が決めた常識？

うつの人には　本当に励ましてはいけないの？
それって　既に神話説じゃないのだろうか。

すばらしい日本の医学をもっても外来には患者が溢れるばかり。
カミングアウトさえ許されず、今日も世間は腫れ物に触れるみたいに、
うつを語っている。

一人の患者さんの後ろには年老いた両親、幼い子供たち、
パートナー、恋人、友人たち。
様々な家族模様、人生模様が存在しています。

人生を医師任せ　薬まかせで　本当にいいのだろうか。

一人ひとりが**薬に頼らない心の健康方法**を学ばなければ
人間は生き延びられないのではないだろうか…

そして、これらの状況を未来の子供たちに残してもいいのだろうか

うつは辛い、リハビリだって苦しい。
何故生きるのか　哲学者の様に徹底的に考える。

なぜ人は死ぬ、なぜ生まれる、なぜ考える、なぜ寝る、なぜ食べる…
なぜなぜなぜ何故何故何故…！

もう嫌になるくらい自分と向き合う事にもなる。

黒い部分、蓋をして見ないようにしていた部分、
情けない部分、弱い部分。

でも…ちょっと強い自分。

大丈夫。解決方法はきっと存在するのですから。

社会の偏見なんか、私には関係ない。

どうか、当時の私と同じような苦しい思いをする人が
崩れていく家族が　悲しむ子供たちが…
一人でも防ぐことができたら。

そんな想いで　書き綴っています。

このまま　読み進められそうですか？
うん、大丈夫。

苦しくなったら一度、本を閉じてもいいのですから。
あなたのペースで読んだらいいのです。

これまで、うつ療養しているママさんたちをたくさん見てきました。
私自身もママとして想うところが　たくさんあります。

家事や育児しながらなんて　けして楽じゃないですよね。
でもいつか子供と一緒に笑えるから。大丈夫だから。
諦めないで。

初めの章は私から、そんな頑張っているママたちへ…。

子供は、子供なりに成長していく

子供は自分を一人の人間として、成長させてくれる大切な存在。
その理由を少し一緒に考えてみましょうか。

私にも、子供が3人います。
うつ療養当時は長男が3年生、次男が1年生。
長女はまだ3歳くらいだったかな。

根拠のない不安やイライラ感に襲われては
たくさんの心ない言葉を投げかけて。
時にその小さなおて手を「パチン」としてしまった日々を思い出します。

幼い彼ら彼女らにとって
いつもニコニコ笑顔で大好きだったはずのママの
冷めきった顔、泣き顔、怒った顔。
突然の苦し紛れに投げかけられた言葉の数々。

どれだけ幼いこころを傷つけていたか思うと、本当に胸が苦しくなります。

うつになる前の私は、
ナースとして「患者様のために」と使命感に燃えていて、
自分の心と身体を振り返る間もなく走り続けていました。

朝も昼も夜も家事、育児、仕事に追われる毎日。
自分がやりたい事よりも、やらなきゃならない事に追われる日々。

その顔は、今よりもっと疲れていたと思うのです。
仕事帰り、両手一杯に買い物袋を抱えて台所へ一直線。

テレビを見て全然宿題が終わらない息子たちに

「早く宿題しなさい」宿題が終われば…
「早くご飯食べなさい」夕食が終われば…
「早くお風呂に入りなさい」お風呂が終われば…
「早く寝なさい」

ふー…やっと寝てくれたぁ。

朝が来る。

「早く起きなさい」。起きたと思ったら…
「早くご飯食べなさい」。食べたと思ったら…
「早く着替えなさい」。着替えたと思ったら…
「早く学校行きなさい」

ふー…やっと学校行ってくれたぁ。

勤務表やリビングのカレンダーを見ては「×」を付ける日々。
「今日もやっと終わった、今週もやっと終わった」

そう言って、

人生最後の日へ向かって、
まるでカウントダウンしている様な35歳だったのです。

第1章　母として、女性として

妻になり、母親になった私は、
いつも誰かのため、家族のため、患者様のため。
気づけば、「自分自身」がなくなっていたのかもしれません。

私は何故、あんなに生き急いでいたのでしょうか。

子供が困らない様にと声をかけ、教え、手を加え関わっていたはずが
結局押しつけだけの育児だったのかもしれません。

本当に彼らの人格を尊重してあげていたのか、
自分が生んだという事実だけで、時に彼らの意見を無視し、
所有物の様に接していなかったか…。

そう感じました。

本を読みなさい
夢を持ちなさい
困っている人には優しくしなさい
考えは、ちゃんと言いなさい

そんな当たり前の言葉を伝えた所で、自分がその様に生きていたか？

いや、できてない、しかも全然。
全くもって説得力のない背中だったのでした。

考えてみたら、子供が生まれた事で、
「ワタシ」という人間が「母」になれた。

19

子供が生まれた事で、自分の命よりも大切な存在が
この世にあるのだという事が、愛おしいほど苦しいほど、痛いほど
…わかった。

あなたのお子さんは、今　何歳ですか。

ちなみに私の長男は今、１２歳。
だから「母親１２年生」です。まだ１２年生だと思っています。

きっと子供が、５０歳、６０歳、７０歳になっても
母親として、いつまでも彼らへの悩みはつきませんし
彼らを子供扱いしてしまうかもしれません。

でもそれが母親というもの。

生まれてきてくれた時、
ただただ元気に産声を上げた姿を見ただけで涙が溢れた。
寝顔に何度もキスをしたりして…、
生きて、生まれてきてくれて本当に有り難うね、って。

しかし、成長するにつれて変わってしまったのは母親の方かもしれない。

テストでいい点数取って欲しい、部活で活躍して欲しい、
いい学校に入学して欲しい。お友だちとは仲良くして欲しい。
そして、そして、そして…。

それは母親自身の望みであって子供自身の意思はどうなのだろうか。
自分の考えを押しつけては、いないだろか。

うつは遺伝だ、という人もいます。
私は違うと思います。

このような余裕のない考え方の習慣、
何気なく使うマイナスの言葉が、無意識に似てくるためだと思うのです。
同じ屋根の下で共にする時間が多ければ多い程、
やっぱり、どこか似てくるのかもしれませんね。

うつから命がけで学んだ事。
あなたの大切な子供へ、子孫へ伝えませんか？
負の連鎖はあなたで、いま、断ち切るのです。

私自身、うつを乗り越えた今、彼らに伝えられる言葉があるとしたら、
こう伝えたいのです。

人生には、自分が思う様に上手くいかない事もたくさんある。
一つの小さな環境で、上手くいかなくても、それを、
世界の全てだと思う必要はないんだよ。
世界はココだけじゃない、世界はとっても大きくて広いんだから。

病気をしたって、それが自分自身の価値、全てじゃない。
そんな顔を持っている自分、それに過ぎないんだ。

思わぬ事が起きたって、長い人生の一つの通過点。
辛いこと、ママにもたくさんあったよ。

君は、幸せになるために生まれてきた。
生まれたから生きているんじゃなく、生きるために生まれてきた。

生きる価値があってこの世に生まれた。
君にしかできない役目があって、昨日も生き、今日も生かされている。

諦めなければ、いつまでも成長できる。
どんなに苦しいことが起きたって、乗り越えられることしか起きないの。
乗り越えられる事しか君のご先祖様は、そもそも与えないんだからね。

ご先祖様総出で　見守ってくれているよ。
ただ目に見えないだけなんだから。

友だちと上手くいかない事もあるだろう、
勉強が上手くできない事もあるだろう、
悔しいこと、泣きたくなる事も、たくさんあるかもしれない。

胸が締め付けられるほど苦しくて悔しくって、
涙が止まらない夜もあるかもしれないね。

でもね。

それは君が、生きているからこそ感じる感情。
君に、温かな血が流れているからこそ、感じる痛み。
そう、全ては生かされているからこそ。

君は君の、 まんまで素晴らしい存在。
…そうお母さんは思うよ。

あなたのうつの経験は、人生の中で一番辛い事かもしれません。
簡単に言葉なんかに言い表せないほど、苦しい状況だったかもしれません。

「どうして、なんで、いま、自分が…」

怒りの矛先を誰に向けていいのか
握った拳をどこへ向けたらいいのかすら解らず　唇かみしめ
血が出るまで噛みしめた夜もあったかもしれません。

でも思い出してみてください。
そこから這い上がる後ろ姿、その背中は

どんな言葉よりも「生きた子育て」になる。

彼らが大きくなった時に　きっと思い出す事でしょう
その強い母の背中を。

母の生き様を見せる事も、立派な子育ての一つ。

お母さんなら何でもできて、全部上手にできて
悩みなんか跳ね返せる強い心を持っていて
美味しいご飯もお弁当も手早く作ってあげられて
いつもニコニコして、お化粧してオシャレで綺麗なお洋服。

そんな絵に描いたような「母親理想像」
そんな姿、あり得ない。

そんな完璧な人間はいないのですから。

ご飯が作れない日もあっていいのです、
涙ながしたっていいのです。

だって、私たちは少女だった。
だって、私たちは子供が生まれたから「母親」になれた。

言葉にならない日は、
ただただギュッと抱きしめるだけでもいいのです。

幼い頃、あなたがお手て繋いでお母さんと散歩した日の様に、
あなたも同じように我が子とお散歩した日の様に、

ただただ、手の触れ合いだけでいい。

胸の鼓動を　一緒に感じるだけでもいい。
寝顔にキスするだけでも　いい。

彼らは彼らなりに　成長していきます。

あなたが思う様な形ではないかもしれない
あなたが希望する様には成長しないかもしれない。

でも、あなたは　あなたなりの愛情表現で見守ることができる。
一緒に、これからも泣いて笑って共に成長していけばそれでいいのです。

その子育ての答えが分かるのは、今日ではない。
きっと、それは人生を全うした最後の日かもしれない。

子育てに答えなんかないのだから。

だから、あなたの子育てを、あなたが思うようにしてみたらいいのです。

苦難を乗り越えるあなたの、子供です。

だからね　きっと…。

大丈夫。

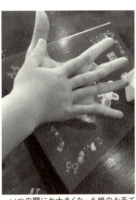
いつの間にか大きくなった娘のお手て

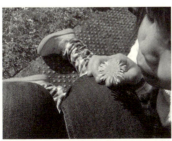
ささやかな幸せ（娘とタンポポの花）

本当にそれって、「今」必要ですか?

一人の女性としてだけなく色々な自分の顔が出てきます。

「母親として」「妻として」「嫁として」「地域役員」「PTA 役員」…。
勤めている方なら、「会社員として」「○○係」など。
そして、その先には「親の介護」を担う顔もあったりして。

関わる人間関係も複雑になってきます。

その中で、生理や更年期など女性ホルモンの変化などとも、
上手に付き合っていかなくてはなりません。
たくさんの顔を使いこなす現実は、療養中に足を引っ張ることもあったはず。

夫との不和が原因でうつ病を発症したけど、お姑さんや義理妹まで…、
なぜ家事をしないんだ、と騒ぎ始めて。
少し実家に帰りたいのに、実家は出戻ってきた妹家族を抱えている。

職場では上司や同僚との関係にも問題があったりして、
お客様からのクレーム対応も、どうして良いか全く分かりません。
もう自分が自分じゃなくなって…本当に苦しいのです。

悩み抜いてご相談される方の内容が、本当に複雑すぎるのです。

私も当時、ふと気がつきました。
みんなに良く思われたい、いい人と思われたい、
ならば波風立てず黙っていよう。

だって、一言いえば10倍、いや100倍にして返してくる人もいる。
言いたい放題の凄い剣幕の女性もいましたけど…。

義理で付き合ってきた人間関係。
付き合いだけの年賀状。
気持ちが進まない飲み会。
行けば、愚痴大会のマイナスオーラ充満の会合。

もうそれらは全て、今の自分の道を妨げている…。

私は、「物と人間関係の断捨離」を決断しました。

「いつかご飯でも…」と、連絡先を交換したままの音信不通の方は、
私の電話帳から消しました。

疎遠になった友人関係も、用事がないので、
自分から連絡をしなくなりました。
私の「起業」に関して反対してきた方とも離れました。

当時は、心配がゆえに（？）色々と言われたものです。
胸が締めつけられるほどの言葉を投げかけた（と私が感じた）人とも、
縁がなかったのだと思い離れました。

潔く断る勇気も持つ私になりました。

いつもどこかで我慢していた昔の私。

今、健康へ向かう自分に必要のない人間関係を、断捨離した事で、
結果的に心が軽くなったのです。

考えてしまう「種」を少しでも減らせたから。

自分が心地よいと感じる事に繋がらない事は、
今の私の人生には必要ない。

それが、何よりいちばんの再発防止に繋がると思いました。

人としては、少し無情な感覚がすると思いますが、
自分を守れるのは自分自身だから。

シンプル・イズ・ベスト。
それは、きっと　あなたも同じ。

こうあらねば、すべきという「ねば・べき」思考。
他人軸から自分軸へシフトしてみると、どれだけ壁を取り除いてくれるか、
ハッキリ見えてくるのではないでしょうか。

うつ病の時には、大きな決断をすることはやめましょう、と
言われていますよね。

しかし、環境そのものが、その根源を作っているなら
環境を変える決断が必要になるかもしれません。

毒舌パワハラ職場が原因なら辞めてもいい、それは逃げではありません。

正当防衛です。

夫の暴力が原因なら、離れる覚悟をすることも必要でしょう。
その暴力を正当化して、あなたが健康を損ねてまで、

その他人と一緒に居なくていいのです。

そして、親族が原因なら距離をとってみる。

理解して欲しい身近な家族が、じつは一番の壁に…、
なってしまっているケースも多々あります。

**相手を無理に変えようとするそのエネルギーが強すぎるからこそ、
結局のところ、自分自身がエネルギー消耗してしまう。**

そして、こじれた人間関係を一つひとつほどいて行く事より、
もっと大切な事があります。
起きた事を真正面にストレートに受けてしまう、
アンバランスの自律神経、寝不足の身体、体調そのものも
大きな問題なのではないでしょうか。

相手は変えられない、そう考えたほうが楽かもしれません。
そう考えられないのが、うつの仕業だったりもしますが、
習慣化した不健全な考え方も、習慣化した健全な考え方に
変えることは可能です。

生活習慣病と言われるうつ病、心も習慣化してしまう…、

変えていく必要があるのです。

「物」についても考えてみましょう。

1年以上も使わない物。1年着ていない服。
不要な物で溢れた部屋は、ゴミまたゴミの山。
不快に感じても片付けられないから、心はイライラしてしまう。

それならば、いっそのこと捨ててしまいませんか？

あなたが辛かった時期に、使っていた物があったら、
そのために思い出す位なら、捨ててしまいましょう。

あなたは小さな一歩　今日から進み始めました。

これから先、
自分が進む未来で出逢った物に囲まれて生活すると
気持ちがどんな風に変化するのか、試してみませんか？

あなたがあなたらしく在るために、いま何が必要なのでしょうか。

どこにいるときが、自然に心地よいと感じるでしょうか。

手元にある安定剤に変わる、何かがありますか。

今、一歩一歩、前に進もうとするあなたが出逢う人たちはきっと、
あなたと大切なご縁がある方々です。

まだ見ぬ人との出逢いも、楽しみにしてみませんか？

精いっぱい生きているのに、抱え込み過ぎるから
体調を崩してしまったのかもしれません。
その重さに耐えられずバーンアウトしてしまう。

あなたが、その人やある物に価値や意味を見出せないから、
違和感を抱いて、結果的に疲れ果ててしまう。

未来へ前進するために、背負った荷物を下ろせるのは、
ほかの誰でもない、自分自身なのです。

いま、すこし周りを見渡してみましょう。

それって未来へ向かう、今のあなたに。

ほんとうに必要でしょうか？…

時間をコントロールできれば
人生をもコントロールできる

たくさんの顔を持つあなたには、
時間管理が必要になってきます。
理由はひとつ。

「睡眠時間の確保」のためです。

「時間管理」。これは私自身も気をつけている事であり、
克服途上の方々に対して念押してお伝えしている事でもあるのです。
うつ経験をしたあなたは、この時間管理についてどう思いますか。

「抑うつ症状」が出始めた時というのは…

時間に余裕がなかった時ではありませんでしたか。
気持ちに余裕がなかった時ではありませんでしたか。
休む時間がうまく取れなかった時ではありませんでしたか。

時間さえあれば休息が取れます。

休む事も生きること。

睡眠がもたらしてくれるたくさんの恩恵を、再発防止のためにも、
これからも、しっかりと享受していこうではありませんか。

第
1
章

母
と
し
て
、
女
性
と
し
て

そうは言っても
仕事を抱えているママなら、朝からバタバタとメイク。
車の中で眉毛を描くこともあったり、
もう幼い子供の要求はストレートで待ったなし。
子供の食べ残しを食べ、自分のご飯も食べたのか食べてないのか…。

「ママ、2時間目に使う習字紙がない」
「昨日、買い物行ったのに何故そのとき言わないのよ！」

「給食エプロン洗濯出すの忘れていた」
「おい、もう月曜の朝なんだけど！」

「あ、先生からの封筒、はい、これ」
「えっ、今日まで支払いの学年費！」

こんな日常の出来事が、わが家の定番でした。

だから、世の中のママさんの大変さは痛いほど解ります。

ゆっくり湯船につかり、身体を温める時間が欲しい。
自分だけで、ゆっくりお茶をのむ時間も欲しい。
仕事で歩き疲れて、むくんだ足のケアもしたい。
顔もたっぷり化粧水ケアしたいし、ゆっくり布団で休む時間が欲しい。

毎日頑張っているあなたが再発しないためには、
タイムスケジュールを、もう一度見直す必要があるのです。

33

1日のうちに、無駄な時間はありませんか？

「もう本当、やること多くて時間がないんです」
この言葉をよく聞きます。

でも、無意識に過ごしていた時間が、想像以上にありました。

何気なく触っている携帯。
ネットサーフィンの時間。
買い物している遠い場所。
遠い通勤時間。
たわいもない、夕方の主婦のおしゃべり時間。

これ、けして悪い事ではありませんよ。
やめて下さい！と指図するつもりもありません。

でも、もしも、それらを**再発防止の視点**で考えるならば、
何よりも優先すべきは、

「良質な睡眠時間の確保」

どんなに凄い人だって、子供だって、おばあちゃんだって、
皆んな、みんな、
「1日24時間」しか、神様から与えられていません。

その24時間を心地よく過ごすか、ダラダラ過ごすのか。
余裕を持って過ごすのか。イライラして過ごすのか、笑顔で過ごすのか。
運動するのか、ただ横になっているのか。

その積み重ねで、あなたの未来は歴然と変わってきます。

今、あなたに必要なのは身体も心も、リセットできる時間の確保です。

その生活習慣を身につけることは、
何か突発的な出来事に俊敏に対応できる精神力をつけるのにも、
大いに繋がります。

いつまでに何をするのか。
それは、急ぐ必要があるのか、ないのか。
時間がかかるのか、かからないのか。
できるのか、できないのか。
頼むのか、一人でやるのか、断るのか。

**物事に優先順位をつけてみると、以外と急ぐ必要がない事だったり、
いま慌ててする事ではない事に気付き、心の余裕に繋がるのです。**

これは再発防止と同時に、
私がカウンセラー起業する際に経営学から学んだ事の一つです。

イキイキと仕事ができる人間が、
なぜメンタルコントロールが上手にできるのか?
その尊敬すべき方々の共通点が、やはり、

「良質な睡眠を取ること」

生命力に溢れた方というのは、毎日リセットできている人。
睡眠で得られた恩恵は行動するエネルギーにも、
物事を建設的に捉える思考にも繋がります。
女性としては肌の張り、美容にも繋がることでしょう。

母親や妻や嫁としてだけではなく、一人の女性としても。

**未来へ向かって、よりよく自分らしく輝くためにも、
絶対的に「質の良い睡眠」は重要なのです。**

そのために、あなたも時間管理。もう一度考えてみませんか？

時間をコントロールできれば、人生をもコントロールできるのですから。

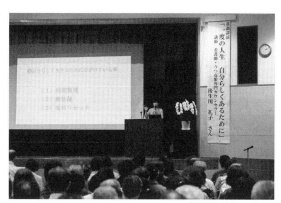

熊本県宇城市にて講演会

歩く事に意味と価値を与える

訪問先で、よく尋ねられるキーワードです。
「散歩って無理にでもした方が、いいのですか？」

光や言葉、人の視線、車や工事中の音など、
自分を取り巻くあらゆる社会からの刺激が１０倍、２０倍になって
一気に体中を襲ってくる日もあったと思います。

この感覚は、やはりうつ病を経験した方でないと
理解できない感覚だと思います。

回復した時、普通に外を歩ける事の有り難さを感じませんでしたか。
久しぶりに光を浴びた時の、その温かな光に包まれる感覚、
感じる風の気持ち良さ。

決して普通じゃない、「自分で歩ける」という真実。

この感謝すべき事をもう一度思い返してみると、
最近は、いかがでしょうか。
散歩…、たかが散歩。されど散歩。できていますか？

物欲中心の人間世界から、自然に目を向けると、

「安定剤」に変わる何かを見つける事ができます。

日々のあなたの疲れをきっと癒やしてくれるでしょう。

しかも副作用なしです。

タダでいつでもどこでも手に入れられる安全な再発予防法です。
たかが散歩、と思われるかもしれませんが、

「学び」、そして「思考」のリハビリの場でもあります。

ネットや専門書では学べない事を、
「散歩」を通して感じることが可能なのです。

私の現在の訪問カウンセリングは、状況をみて、
「自宅カウンセリング」から
「お散歩カウンセリング」へと切り替えて行っています。
「カウンセリング」とは何も綺麗なオフィスや机や白いソファ、
紙とペン、バインダーがないとできないものではありません。

まさに自然の中には即席で使える教材がたくさんあるからです。

太陽の光が反射したキラキラした水辺を見た時は、
どんな宝石よりも、「美しいなぁー」
そう心から感じることができるかもしれません。

これまでアクセサリーや見た目の美しさに捉われていていた自分。
地位や名誉や資格やキャリアなどの物欲中心の考え。

見えている事実だけで物事の良し悪し、好き嫌いを、
判断している自分って、存在していませんでしたか？

空を見上げてみると、果てしなく果てしなく続く真っ青な青空が。
「ああ、その昔、空の水色と雲の白色を、反対に塗って笑われたっけ」
幼いころの記憶が思い起こされては、なぜか心が休まるのを感じる。

アスファルトの間からでも、グンと勢いよく伸びる雑草を見ると、
「お前も頑張っているんだな…」
独り言を言いながらも雑草に勇気をもらってみたり。

昨日散歩した時には、まだ開いていなかった花が、今日は開いていて、
空に向かって伸びている。

「小さな花でも今日を精一杯に生きているんだ…」

空高い上空には飛行機が見えます。
「飛行機は重いのにパワーがある。
私は、今はパワー不足。でも充電したら、きっと、きっと
どこまでも飛べるかもしれない。あの飛行機のように、どこへだって」

もうそれら全てが生きた教材なのです。

わざわざカウンセリングに通わなくとも、セミナーに通わなくとも、
お金をかけて治る何かを買わなくとも、
全ての教材はあなたの身近に存在しているのです。

まず、お金をかけずともできる事はある。

私も当時無職、３５年の住宅ローンや教育資金。
３人の子供たちは食べ盛り。
でも、その前に５人家族の今日の生活もままならない。
というか、自分の人生だってままならない。

思考力は落ち、どん底の３５歳の自分がいました。
人生これからって時に私、一体どうなってしまうのだろう…。

家族全員が共倒れ寸前の、苦しい状況が事実として存在していました。
だから、お金をかけて長期間通院し医療費を払い続ける事だけは、
どうしても避けたかったのです。
ならばと、できるのは、自分自身の身体で試行錯誤すること。

結果的に、１年も経たず社会復帰できました。

私は思うのです。

費やすエネルギーの矛先さえを間違わなければ、うつは早期回復する。

薬漬けになる事もないのではないかと。
もう、人生の課題、問題全てを、
医師に解決してもらおうとは思わない方がいいのです。

もしかしたら、薄々気がついておられるかもしれません。

**医師も看護師も、あなたの人生の課題、問題全てを
綺麗に消してくれる魔法使いではない。**

精神病薬だってそう、
必要な時期に必要な量だけ頼る事はけして否定しません。

しかし薬の効果が切れてしまったら…。

次にする事は、屯服の追加でも増薬でも入院でもない、
もちろん、電気痙攣療法でもないはずです。

こんな歌、知っていますか？
熊本出身で人気歌手「水前寺清子さん」の歌、「３６５歩のマーチ」
有名な曲で当時よく口ずさんでいました。

子供の頃から、よく耳にし慣れ親しんだ曲。
この歌を聴くとなぜだか元気になっていたのを、
いま原稿を書きながらも思い出します。

「幸せは　歩いてこない　だーから歩いてゆくんだねー。
１日１歩、３日で３歩…」

こんな歌詞でした。

まさにリハビリに持ってこいの曲。
リズミカルなその歌を口ずさんでいると、
テンポに合わせて自然に腕を大きく振ることができましたし、
なぜだか下がっていた口角があがっていくのを感じました。

口角があがり、腕を振り、上を向ける。
なんて素晴らしい事でしょう。

人は上を見ながらでは悩むことができない生き物なのですから。

あなたの日々、家事育児大変かと思います。
うん、毎日色々ありますもんね。
笑えない事もあると思います。

でもそこで、あえて、歌を歌ってみませんか？
あえて、口角を上げてみませんか？
あえて、視線を高くしてみませんか？

あ・え・て、やるのです。

きっと、笑えますから。

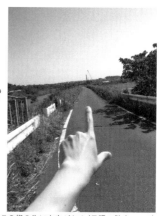

この指の先に未来がある（日課の散歩コース）

身体と心は繋がっている

著書1作目「あなたのうつ絶対克服できます」
著書2作目「次にうつ克服するのはあなたの番です」
お読み頂き本当に有り難うございました。

この2作の中で、

身体と心は繋がっている、という話は覚えていますか？

うつと同時に肥満の問題は必ず出てきます。
不活発な生活は、急激に筋力や代謝が落ちます。
何気なく食べ物を口に入れる事も増えます。

抑うつが酷くなったという裏には、実際に単なる筋力低下や血行不良。
こういう事例にも数多く出会いました。

昔から面倒くさがりだった私は、栄養ドリンクや、
手っ取り早く痩せるサプリメントやダイエット食品、単品ダイエット。

子供を出産する度に太りやすい体質になっていたため、
家事育児で時間がないことを理由に無茶なダイエットの繰り返し。
そしてリバウンド。

過酷でストレスいっぱいの無理なダイエット。
止めれば元に戻る無駄なダイエット。

その繰り返しこそが、
女性ホルモンと身体と心のバランスを崩すきっかけだったと思うのです。

私自身、思い返せば現役看護師時代は病気の本質を全く理解せず、
こなすだけの看護師でした。

本来の人間が持ち合わせているはずの、
「自然治癒力」「可能性」「未来」に目を向ける事なく、
看護をする日々を、私は過ごしてしまっていました。

だからいざ自分自身がうつ病になった時に、内服治療以外には、
何一つ解決方法が浮かばなかったのでした。

「なんでうつは再発率が高いのか。根本的解決って何？
私という人間はこの血肉があってこそ存在する。
精神薬は全てを解決してくれない。じゃあ、まずやる事は？」

そんな日々の中、案の定、療養中の数ヶ月ほどで20キロ近く激太り。
とうとう来ました。
ビリビリ…！ 「ザ、ぎっくり腰」

あまりの激痛に泣きながらも、少し自分自身を笑えるようになったのは、
皮肉にも、このぎっくり腰事件からでした。
なんとか外出できるまでに回復してきた時だったのです。

改めて、ぽーっと天井の模様を数えたりする寝たきり状態です。

「あ…、バカ。また神様から与えられた課題だ。何の意味があって？
悔しい、悔しい、悔しい。せめて意味を見いだしたい！」

ふと思うところがあり、
昔の本を引っ張り出すとそこに書かれていました。

ストレスによって筋肉が緊張する事により体にゆがみが起こる。
骨盤や背骨、頭蓋骨がゆがむ事は血流が悪くなり、
脳の機能を低下させ、うつ病になりやすくなる、

という事は、逆説を考えたらいい！

身体の骨格の歪みを改善させる事は回復、再発防止になるのでは？
体のゆがみを筋肉の緊張が作っているから、単純に筋肉を緩め、
体幹を整えれば、少なからず変化してくるのではないか。

突然ですが、あなたの腰、大丈夫ですか？
肩こりありませんか？

私はその後、痛みが収まらずに整形外科でレントゲンも撮りました。
構造的には異常なし。腰回りの筋力低下と告げられました。

じつは受付の問診表に、

「現在服用中の薬剤」部分に精神薬服用と書く事に
大きな抵抗があり記載しませんでした。

飲み合わせがわるく、案の定すぐに体に軽い異変を感じました。

しかし結果的には、この事が新たに、
「薬に頼らない方法」を模索するきっかけになったのでした。

「薬は副作用がある、飲みたくないならば、
自助努力し、セルフケアするしかない」

整形に通うお金もない。
しかし無いなら無いなりの方法があるのです。
図書館の本は思う存分有効活用しました。

そして、
理学療法士さんから教えて頂いた体操を毎朝の日課として、
生活習慣に取りいれる事で、痛みと同時に血の気が引いたような、
朝のめまいも、なくなりました。

これに気づけなかったら、体の調子が整うまでに時間がかかり、
克服のスピードはもっと遅かったのかもしれません。

骨が一つひとつ絶妙なバランスで組み合わさっているのと一緒で、
うつも、一方向からどうにかしようとしても、
ひずみを残したままになってしまいます。

さて、あなたの呼吸をみてください。
浅くないですか？　不規則ではありませんか？

ストレスと呼吸も密接な関係です。
家事育児、日々の仕事の中でストレスを感じたら、
あえてゆっくり呼吸を意識してみましょう。

あえて、やるのです。呼吸は血流にも関係します。

日々の健康を保つために最も大切なものは血液。
この血液の流れが悪ければ、身体に負担がかかるだけでなく、
脳や胃腸など全ての臓器が、栄養不足と酸欠に陥り
毒素がたまりっぱなしです。

第二の心臓と言われる、ふくらはぎマッサージによって、
心臓に戻る血液量が増えれば、
血行改善、冷えや便秘、免疫機能が活性化するのです。

逆に血行不良だと、病気を引き起こしやすくなります。

薬で一時的に回復したとしても再発を繰り返してしまう、
その原因というのは、このような

身体からのアプローチが不可欠だと私は考えます。

同時に心がけて頂きたいのが、目に見えないエネルギーの流れです。
数字で分かるものでもありません。

バロメーターもないために
「いまどこまで改善しているのか」「どれくらい効いているのか」
正直なところ分かりません。

しかし目に見えないものを信じる事は、いまあなたが取り組んでいる
価値ある事を、何倍も効果的にしてくれますよ。

体操、マッサージ、散歩、呼吸法、歌うこと等々、
行う事全てに意味と価値を与えてあげませんか。

「いま自分の身体に効果的に作用している事」
をイメージしてみましょう。

それがスポーツやビジネス業界でも必ず扱われている「イメージ法」です。

信じて取り組む。

身体が健全になると、きっと鬱々気分は居場所をなくして、
消え去っていく事でしょう。

第2章

今、頑張っている
あなたへ

仕事を休職するという事

うつを発症する人ってどんな人

こんな人がうつになる、とよく言われています。

責任感が強い、凝り性、徹底性、几帳面、仕事熱心…な人。
しかしよく考えてみれば、これ等は、勤勉と言われている日本人の、
「**美徳**」と称されるものばかりではないでしょうか。

誰よりも頑張って、遅くまで残業して、より丁寧に、より確実に…。
こんな思いで仕事に向き合っているあなたがいます。
でも、本音は、他人よりも褒められたい、評価されたい、という思い。
そうする事でしか自己肯定感が作れない。

誰よりも頑張ることを美徳と思い込み、自分のキャパを超えて
頑張ってしまっていた、あなた。

というか、自分の限界を超えてしまっている事すら
気がつけなかったのかもしれません。

あなたも…、そして私自身も。

一人ひとりの人生は色々です。
限界を感じた状況の際は、「休職」という選択が、
必要になってくるかもしれません。

ですが、重要な事は、「その期間の生活の仕方」なのです。

それ次第で、その後の人生が左右されると言っても過言ではありません。
そのことをけして忘れないでください。

もし、あなたの主治医が、
「薬を飲んで休んでください」とずっと言っているとしたら、
どうか、具体的な休み方についても尋ねてみてください。
会社のメンタルケアに関わる方や管理者の方もきっと教えてくれます。

正直申し上げますと、
残念ながら、会社を休むだけでは治りません。

休むだけで治るなら、
現状のような、社会復帰困難者は溢れていないはずです。

回復するには、「**休養期間**」と「**リハビリ期間**」があります。
どの疾患にも当てはまります。
骨折したといって休養ばかり取っていると、どうなるかご想像通り。
理屈は、うつ病も同じです。

リハビリはキツい！
キツいからリハビリです。

だから、**自助努力による、ささやかな一歩が必要であり、
その経過を経て始めて、身体は回復に近づく訳です。**

一時的な事ではなく、再発防止を含めたリハビリができたら、
尚、良いと思います。

ご存じですか?
休職中にも、休職することで得られる利益（メリット）と、
それ以上超えたら損失（デメリット）ばかり大きくなるという、

「損益分岐点」 がある事をです。

休職期間が長くなればなるほどに、だんだんその事実に気づきます。

休職期間が終わりに近づいてくると、
「ほんとうに仕事に復帰できるのだろうか…」
とだんだん怖くなります。
私もそうでした。

その不安感を担当医が、**「病状悪化」** と捉えれば、
またしても休職が延期される。
薬剤の増量もあり得るでしょう。入院を勧められるかもしれません。

こうして、いたずらに、
休職期間ばかりが伸びていき、雪だるま式に損失は膨らむと、
二度と復職する意欲はよみがえってこない事になりかねません。

あなたが思う「不安」というのが、
具体的に何であるか、ちょっと考えてみませんか。

経済的?　通勤時間?　記録?　パソコン操作?
特定の方との人間関係?　仕事内容?　…。

漠然とした不安よりも何が問題になっているのか、
何をどう捉えているから「不安」という感情が生まれてくるのか。
それによって対処方法が全く異なるのです。

これ等を、一網打尽に精神病薬が解決してくれるとは
到底思えませんし、物理的対処をする事が先決な場合もあります。

抗うつ薬を服用すれば、上司が優しくなる訳ではありません。
セクハラがなくなる訳でもありません。
残業が減る訳でもないし、罵声に耐えられる強靱な精神力が
手に入れられる訳でもありません。

あなたの抱える不安は、あなたが作り出した、
「きっとこうなるに違いない」という
起きてもいないコトへの思い込みの不安なのかもしれない。

だから、解決方法の第一選択肢は「薬」ではないのです。

本当は、辞めたいと思っていた嫌いな仕事だったかも。
本当は、上司の誘いを断る勇気がなかっただけなのかも。
もしかしたら、
ずっとここで働く意味を見いだせなかったためかもしれない。

本当は、「もしかしたら…」
気づいてしまったそれ。
是非とも今後に生かしてみませんか。
なぜ、あなたは、うつになる程までに苦しかったのだろう。

病気になる程頑張って、いったい何を手に入れたかったのだろう。

疲れ切った心を、コンビニで買った栄養ドリンクでごまかし、
疲れ切った体を、シャワーだけでさっと流していませんでしたか?
むしゃくしゃした不安定な心を、アルコールで流していませんでしたか?

気づかないと何度も何度も、何度でもやってしまいます。

「いやいや、そうは言っても。それって普通でしょう」
「仕方のない事だし、みんなやっている事だし」

そんな声が聞こえてきそうですが、
大人になれば我慢する事を覚えてしまうのです。
でも、職場はあなたの体調の事を、
本当に真剣に考えてくれているでしょうか?

あなたの辛さは、あなたにしか理解できないのです。
体を包帯でグルグル巻きにしているわけじゃないから。
でもね、

心の中は包帯なんかじゃ守れない。

「こんなに辛いのだから、きっと周囲は理解してくれるはず」
こんな淡い期待も虚しく…、落ち込む事もあったかもしれません。

「突然休まれて、こっちは困るんだけど」
「仕事するなら、ちゃんとしてよね」

そう。期待していたようには温かく迎え入れてもらえない現実。

「今日、自分が仕事から抜けたら、会社が回らなくなるんだ」
そんな思い込みをしていませんでしたか?

明日の朝、あなたが交通事故を起こし職場に来られないとします。
その日は会社の機能はストップしてしまうでしょうか?
果たして、倒産してしまうでしょうか?

第2章　今、頑張っているあなたへ

ね…。そう、大丈夫なんです。

会社という組織は、あなたの心配をよそに、
あなたなしでも変わらず動いていくものなのです。
何度も言いますが、

**職場や上司、友人は、あなたの「健康」、ましてや「人生」までも
責任は取ってくれないのです。**

休む事で生活苦に陥るなら、まず生活レベルを下げてみませんか？

慣れ親しんだ生活パターンを変えるには勇気がいるかもしれませんが、
お金が無いなら、無いなりに工夫が必要になってきます。

不必要な出費はありませんか？
携帯を低額プランに見直す、買い物する場所を変える、
デパートの友の会を辞めてみる、新聞購読を止めてみる。
スーパーの形の整った野菜より小さな八百屋さんで
掘り出し物が見つかるかもしれません。

バス代やガソリン代の節約のため、
徒歩に変えることで、体力低下を予防できます。
なにか読みたいなら図書館は無料です。
静かで冷暖房完備で、本はあなたに逆ギレも反論しませんし、
読みたい部分だけ読めばいいのです。
きっとよいリハビリの場所になるはずでしょう。

55

公民館でワンコイン（５００円）講座等もあります。
無料イベントもあるので、家で過ごす事で
余計な考え事をするくらいなら利用するのも手です。

私自身、貧困妄想があり、お金を使う事が怖くてできませんでした。
しかし、その事を逆手に取りました。

そこから確立させたのが現在の、
「薬に頼らず、お金をかけずに、うつを治す方法」だったのです。
思い返せば、仕事などは発症の「キッカケ」に過ぎません。

仕事をこなすレベルにまでエネルギー回復できないような生活習慣。

それこそが、根本的原因だったかもしれません。

会社は、あなたのプライベートまで介入はしてなかったと思います。
だから原因はそこではないはずです。

働く事自体が悪い事ではけしてないのです。

仕事をする事の「デメリット」を説くだけではいけない。
だって、収入がなければ生活できませんし、
いずれかは、働かなければならないのですから。

今の仕事、そればかりを「敵視」していたら、結局のところ、
何も守られないのではないか、そう思います。
そもそも仕事をする事は、人生に不可欠な一部分でしょう。

仕事は自己表現の一つであり、働くことは成長や喜びです。
それから得た収入で、更なる何かにチャレンジできるかもしれない。

美味しい物を食べて明日への活力にできるかもしれない。
出逢いがあるかもしれない。

でも現実は、休職や復職の緊張感。何ともいえない気持ちだと察します。
でも、これであなたの人生が一発アウトでは、けしてありません。
難しいと思うから難しくなる、のです。

まず、ゼロ起点に立てばいいだけです。

何度でも何度でも、やり直せるのが人生、

なのですから。

とても重要条件。「睡眠負債を抱えない働き方」

これだけは改めてハッキリお伝えしておきたいのです。

**「ストレスによって、うつになったのではなく、
そもそも身体がストレスに耐えられない状態に陥っていた」**

という事です。

もちろん考え方の癖も関係してきます。
あなたに起きた事は、一つの「事実」に過ぎません。
問題は、その事実そのものではなく、
その事実をどのように捉えたから、どのように自分が解釈したから、

「ストレスに感じてしまったのか」
「ストレスに感じなかったのか」

同じ境遇でも、
うつになる人とならない人との違いは、そこにもあります。

言葉を言い換えれば、

「ストレスは自分が生み出した物に過ぎない」

という事です。
(中には人の限度を超えた状況もあるため一概には言えませんが)

58

しかし、そもそもが、夜更かし、寝不足、乱れた睡眠パターンを
繰り返していたら健全な思考は生まれません。
健全な思考は健康な身体に宿るからです。

健康な身体こそが、睡眠負債を抱えていない身体であり、
悪化や再発防止のためにも、

負債を抱えこまない生活習慣に変えていく

必要があるのです。

睡眠不足から起きる不調としては、
免疫力低下・頭痛・肩こり・吐き気・めまい・便秘。
さらに、生理周期の乱れ・アレルギー・太りやすくなる、
皮膚トラブル・老化促進・ネガティブ思考…等々。

これ等の多くの問題は、

良質な睡眠を取る事でまず一つ解決できる

のではないでしょうか。まさに、

「睡眠の恩恵」です。

これを生かさない手はないと、あなたは思いませんか？
「本当の健康」というものに目が向き始めたあなた。
「健康」さえあれば、何だってできるのですから。

どうか「誰か」のためではなく、「自分」のために選択してください。
睡眠時間確保のために見直せる事はありませんか。

長すぎる通勤時間も見直しが必要になってくるかもしれません。
更には職場を見直す事になるかもしれません。

私の場合は結局、一度退職する事を決めました。

そもそも「看護師」の仕事が自分にはどうなのだ…、
という葛藤もありました。
休まらない身体では、建設的な考えが全く浮かんできませんし、
疲れた自分が選ぶ答え程、当てにならないものはありません。

睡眠状態の安定を図る事。

そして将来、健康を取り戻し、変化した自分が選ぶ結論、
自分が選んだ選択にゆだねようと思いました。

その後の私は、と言うと、もう一度だけ看護師として自分がどのように
変化して行くのか客観的に見てみたくなりました。
その結論を出すため就職活動をし、改めて白衣を着る道を選びました。

その際、仕事復帰に伴う再発防止の視点から私がどのようにしたか?

それが「消去法」です。

持病の腰痛も、20キロもの激太りで一気に悪化しました。
ぎっくり腰を何回も経験したため、病棟勤務や介護病棟は無理でした。

睡眠パターンも崩したくない、だから夜勤のないクリニックがいいかな。
ワークライフバランスを考え、通勤時間は片道15分以内。
自転車でいける距離だったら自転車通勤もいいかも。

うつ克服直後の精神科就職は、
元当事者として感情移入のリスクもあり外しました。
常勤勤務は、委員会や残業もあるため、半日のパート希望。
そして、プロとして、
意識の高いスタッフに囲まれた職場にしたいと思いました。

それらの条件が整っている職場を探すため、自分の足で歩き、
行動し、巡り巡って、ある職場に就職する事ができました。

可能な限り、再発の不安を一つでも二つでもなくしたい。

この働き方に自分自身が納得していたので、
睡眠パターンも乱れることもありませんでした。
うつ克服直後でしたが
心置きなく、新たな世界に一歩進むことができたのでした。
さて、あなたは、

いま「睡眠時間」の確保はできていますか？

もしかしたら、何気なく触っている携帯の時間かもしれません。
もしかしたら、何気なく見ているテレビの時間かもしれません。
もしかしたら、仕事帰りの立ち話の時間かもしれません。
もしかしたら…。

まだまだありそうですね。
こんな無駄な時間を積み重なれば1時間くらいにはなるかも。
計画的に睡眠を取る事で、
覚醒している残りの時間のモチベーションに直結します。

「睡眠負債を抱えない在り方」もう一度見直してみましょうか。

復職によるたくさんのメリット

働き過ぎは、確かに睡眠負債を抱える原因の一つかもしれませんが、
仕事が全て悪い訳ではありません。仕事がある事、学校がある事、
これは自然と生活のリズムがついてきます。

メリハリのある生活が昼夜逆転生活を防ぎ、
適度な疲労感により質の良い睡眠を導く事に繋がるのです。

● タイムスケジュール管理ができる

始業時刻が決まっていれば、逆算時間で起床時間を決められます。
何時に起きて、何時までにご飯の用意をして、何時までに化粧を済ませ、
何時までに家を出て、何時の汽車に乗り、何時の…。
すると、

必然的に決まって来るのは何時までに寝ようか、という事になります。

だんだん生活の中で不要なこと、除外する部分（時間）が見えてきます。

● 決まった時間にご飯を食べる

仕事中は自宅にいる時と違って、おやつの時間はありません。
決まった時間にご飯を食べる事になり、だらだら食いを予防できます。
休職中の運動不足や薬の副作用などで体重増加してしまった方も多い？
私自身も２０キロ近く激太りしてしまった経験があります。
特に女性相談者からは、肥満とうつはイコールである位に話題に。

そのためにも、まずは、
規則正しい食事時間の確立が重要になります。

● 人と関わる事でコミュニケーションが図れる

リハビリは人との関わりからでもできます。
日々繰り広げられる人間模様は、時に苦悩や葛藤を生み出すかも。
しかし、そんな中でも、うつを招いた偏った考え方を健全な思考に
書き換えるリハビリが可能です。

まずは自分から笑顔で挨拶をしてみる。

時には、プライドが邪魔をするかもしれません。しかし、

人間関係は挨拶に始まり挨拶に終わる。

それが今後の繋がりを確実に生みます。

● 全身運動ができる

身体に負荷をかけることは何ら問題ありません。
適度なエネルギー消耗は確実に安定した睡眠へ誘います。
何が起こってもまず必要なのは、それに向き合う体力です。

気力だけでもどうしようもない時、結局味方になってくれるのが「体力」。

筋力が落ちると、会社の階段でさえも苦痛になり疲れやすくなる。
何故だかやる気も低下、ここもリハビリと位置づけあえて、
エレベーターを使わない等もいかがでしょう。

● 身だしなみ

自宅療養中は自由でしたよね、何を着ても誰も不快な想いはしない。
社会に出るとそうはいきません。
外へ出るために口紅一つでも姿勢が変わります、目線が変わります。
目力が変わります。
ストッキングを履くだけでも身が引きしまるかもしれません。

社会貢献している一員という意識は自己肯定感に繋がる

きっと歩く歩幅、見上げる目線も少しだけ変わってくるかもしれません。

● 経済的余裕

仕事ができなかった時には、多大なる経済的不安もあったと思います。
しかし一生懸命働くことで得た収入を見ると、達成感も生まれます。
気心知れた家族や友人たちと、ご飯を食べたりして、一緒にいると、
笑顔になれるかもしれません。
その結果、自分が癒やされ、心の安定感にも繋がります。

復職する事のメリットは、まだまだたくさんあります。

仕事自体が悪の根源ではない事

を改めてお伝えしておきます。
そして、社会貢献なんか大きな事をしなくとも良いのです。

第2章　今、頑張っているあなたへ

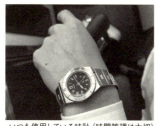
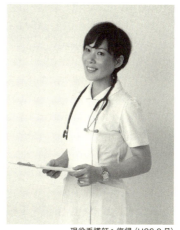

いつも使用している時計（時間管理は大切）　　　現役看護師へ復帰（H26.9月）

あなたが、あなたらしくあって、できる事から一歩一歩

取り組んでみてください。
あなたの笑顔でまた、誰かが癒やされていく。
あなたが一歩踏み出したその背中に、
きっと言葉に出さずとも励まされている人がいます。

必ずです。

> ## 今の仕事　好きですか？
> ## もう一度選び直せるとしても「同じ仕事」選びますか？

ある講演会の会場で、この質問を投げかけました。
答えは、それぞれの方の心の中で答えていただきました。
しかし講演会の後に、こっそりと数名の方にこう言われたのです。

「どんなにモチベーションを上げようと思っても上がらない理由。
やっと気づきました。
そもそも、この仕事やりたくなかったって事が。だって実は…」

どれだけ仕事に対してのメンタルヘルスを説いてみても、
そもそもが「やりたくない」仕事だったら気持ちは穏やかではないのですね。
辞められない理由を彼女らに尋ねてみると、こんな返事が返ってきました。

「職場は人手不足で」
「上司が忙しそうで相談する時間がない」
「同僚になんて言われるか」
「家族が反対するだろうし」

その悩みの主語は全て、「自分以外」だったのでした。

主語が他人である問題ほどきつい。
相手を変えることにエネルギーを費やすことは多大な労力がいる。

あなたも私も、年々歳を重ねれば体力も落ちていくことでしょう
そして子供もいつかは自分の手から離れていきます。

わが家も、あと10年もすれば彼らと一緒にご飯を食べる時間すら、
ままならないかもしれません。
その時に、改めて考えるのではないでしょうか。

「わたしの人生って…」

今の仕事が、もし眠れないほどに嫌だったら、
離れたかったら離れてみる、戻りたかったら戻ってみる。
この世には、
環境や人や物との「御縁」というものは必ず存在しますから。

離れた縁から新たな縁を引き寄せる事もあるのです。

とても大切な事、一つお尋ねします。

「あなたがうつ病になってまで、手に入れたかった物って一体何ですか?」

うつになってまで　頑張って手に入れたかったものって…。
私自身、あんなに何に執着していたのか。それは本当に馬鹿な事でした。
健康と正常な思考を全て失う経験をしてみて解りました。
結局のところ、うつ病になってまで欲しい物はなかった。
健康を損なえば、なにもできない。逆に、

「健康」さえあれば、仕事なんかやろうと思えば何だってできるのです。

人生には矛盾があるから面白いのです。
いま落ちた場所で悔しい思いをしているなら、それは起爆剤にもなります。
怒りは爆発的な何かを生み出す事もある。

67

確かに自分を信じられなくなる時もあるでしょう、しかし、

信じられない時こそ信じる事。

が重要なのです。
「使わなければ退化するこの体を使って、何をしでかそう」
もう私は、自分自身への挑戦のような感覚だったのでした。

その仕事をしているのは「何のため?」
その仕事を休めないのは「何のため?　誰のため?」

あなたがこれから健康を保つために、よりあなたらしく存在するために、
これから、仕事のあり方を見直す必要があるかもしれません。

「何で?」ではなく、こう質問してみてください。

何のために　自分は　それをしているのか。

人生は、一度きりです。

第3章

全てが、うつでは〝ないかもしれない〟という事実

「うつは　心の風邪」

その言葉が流行し始めてから、街角にはいつの間にか
メンタルクリニックの看板が増えた様に感じます。
この間まで内科のクリニックだった？
あれ、素敵な看板になっている。

入りやすそうだなぁ、
インターネットのカキコミで見ると、
☆いくつのポイントがついていて口コミでもイイ感じに書いてある。

「きっと優しい先生が、丁寧に診てくれるのだろう…」

生きていれば日々色々な事が起きます。
子育てママだって、主婦だって、働く女性たちだって、

人間関係が広くなればなる程、「悩みの種」が増えていくのです。

でも、ちょっと一度立ち止まって冷静に考えてみませんか。

この悩みって、本当に薬が必要なコトなの？

あなたは、悩める健康人の一人に過ぎないかもしれないのに。
人間として当たり前に持つ感情なのかもしれないのに。

あなたの悩みはもしかしたら、ですが、

内科的疾患が根本的にあるのかもしれない。
体力がなくなってしまっただけかもしれない。

飲み過ぎ食べ過ぎで太ったせいかもしれない。
自分軸を忘れて、他人軸で生きているからかもしれない。

女性ホルモンのせいかもしれない。
ただ単に睡眠不足かもしれない…。

夫婦関係・恋人関係に問題があるだけかもしれない。
やりたくもない仕事をしているせいかもしれない。

NOと言いたいのに、NOと言えないだけかもしれないし、
YESと言いたいのに、YESと言えないだけなのかも。

だから不安…なのかも　しれない。

それでも、この不安を解消するために、
あなたは、第一選択肢として「薬」に頼りますか？

「うつ症状」と「お薬の副作用」

これらを見比べて、あなたは驚くかもしれません。
同じような事が書いてある。

けして「薬が毒だ」って言っている訳じゃないのです。

必要な時期には必要な量を頼る、という選択も必要です。

この章に登場していただく、たくさんの女性たちの事例をみて、
思い当たる何かがあるかもしれません。
それはあなたが認めたくない事実かもしれません。しかし

「はっ…」

何かに気がついてしまったら、
どうかその心の声を無視しないで下さい。

どうか、
そのメッセージに優しく気がついてあげてください。

自分の親友へ対してだったら、
あなたはきっと優しく声をかけ、アドバイスをしてあげる事でしょう。
だから、その大切な親友であるかのように、
「自分自身」にもいたわりの気持ちで声をかけてみましょう

自分のいちばんの「親友」は自分。
でも、時には…。

自分のいちばんの「敵」が、自分自身だったりもするのですから。

❶ 実は肥満だった　うつ

Aさん（主婦・43歳）

出産後も日々の家事、育児に追われ、仕事も辞めたAさん。

子供の成長と共に起こる些細な悩みも、自分の悩みになり、
次第にふさぎ込み状態となりました。

毎日の生活の中で、テレビを見ている時間、家事の合間の時間も、
「考えこむ」事が多くなってしまったようです。

日が経つにつれ、そのストレスは、食欲へ変わり、
無意識のうちに、甘いものに手が伸びる様に。
鬱屈とした気持ちで、眠れない時にも口寂しさに
自然と冷蔵庫を開けてしまう事が多くなりました。

体重増加に伴い、着られる服も限られてきて、
周囲のスマートで輝く女性たちを見る度に、自己嫌悪が増していきます。
この状況を見かねた夫から外出を誘われても、断る事が増えていきました。

不健康な生活習慣で持病の腰痛、肩こりも悪化。
糖尿病の疑いという医師の診断を受けてしまい、このままだと何か
得体のしれない病気が自分の身に降りかかるのではないだろうか…。
そんな、不安や焦燥感に駆られパニック症状まで
引き起こす様になったAさん。

台所に立つ意欲もなく、ただただ横になる時間だけが増えていったのです。

夫同伴にて、メンタルクリニックを受診されました。

うつ病の診断あり。
主治医からのコメントとしては「薬を飲んで休んで下さい」、とだけ。
薬物療法と平行して通院先のカウンセリングを受けたいと、
主治医へ相談した様ですが、「まだその段階ではない」と。
それから半年経過した現在でも、心も身体も改善に至らず、
私のところへご相談にみえました。

＜礼子からのメッセージ＞

Ａさんの全身状態を視覚的に観察してみると、
痛みやむくみ、抑うつ状態の根本的原因は、
まさに、一気に体重増加してしまった事に付随した症状だと感じました。

健康的でスリムな女性と自分を比較しては、「自分だけは変われない」
という思い込みもありました。
その不安や焦りを和らげるために１日２回、
頓服を服用されていたのです。

まずは、ご自分を「俯瞰」してもらう必要があると思いました。
**現状把握のため、食生活などを書き出してもらい、同時に
「睡眠日誌」の活用により、昼間や夜間の臥床状態と睡眠状態を
把握しました。**

確かにＡさんの年齢からみても、「糖尿病の疑い」のコメントは
受け入れがたい状況であったと思います。
しかしまず、「原因を自己認識」しない事には解決の一歩に至りません。

カウンセラーや医師が治すのではなく、
「健康になりたいという本人の意識」が重要なのです。
その心をサポートをする事しか私にはできません。

ご自分で書き出された文章を客観的に眺めて頂くと、
Aさんにも、問題点が少し見えてきたといいます。
「不活発な時間」が多かったのも肥満を招いた原因の一つでした。
その肥満化でさらに不活発さが増す悪循環を招いていたのです。

また「子供の失敗」は、自分の子育て方法が全て間違っていたため、
という母親としての自己否定感もありました。
子供なりの成長を信じてあげられない思考の偏りも原因。

一度は人生を諦めかけたAさんでしたが、肥満になった自分でも
夫に女性として見てもらいたい、女性としてもう一度輝きたい
という葛藤もあったのです。

彼女に、なりたいセルフイメージを描いてもらいました。

昔から好き（落ち着く）だった色の運動靴を購入し、
朝のゴミ捨てついでに行える短い散歩から取り組み始めました。
運動といっても、それ自体がストレスになれば継続できません。
主婦として日常的に行っている家事と関連して、できる運動から
始めて行くことが、「習慣化」するポイントです。

大きなお尻とお腹、太い足だと自宅階段を上り下りするだけでも、
疲れ果て、胸がドキドキする事もありました。
うつ病の動悸なのか、肥満による動悸なのかが、
何だか分からなくなってきた、と笑みもこぼれるように。

根拠のないイライラや不安感、そのために服用していた薬、
ただ無意識に口にしていた甘いお菓子、それらを先に頼る事をせず、
まずは一度「外に出る・歩く・外の空気を吸う」事に取り組みました。

パニック症状の嫌な冷汗ではなく、運動をして、
自然と汗をかく喜びを知ったのです。

汗をかいた後の一杯の水。この「おいしさ」は薬では得られないものです。
「気持ちいい」という感覚を体感する事で、
歩く事の意味と価値を見いだしていきました。

適度な疲労感は心地よい睡眠をも、もたらしていきます。

同時に、
自宅でテレビを見ながらでもできる、セルフケアを一緒に考えました。
部屋でただ鬱々と過ごしていた時間の使い方も、
これ以後少しずつ変わってきたといいます。

このようにＡさん自身も第一選択肢として、「頓服」に頼る事を
やめるようになりました。
体重の減量推移は緩やかですが、
「自分の健康」に意識を向け、自助努力できる様になった事は、
女性として、もう一度輝くための大きな一歩だったのでした。

【う・つ・か・ら・の・学・び】
健全な心は健康な身体に宿る。
先に見直すべき部分は　まず身体を整えること。

❷ うつが、「双極性障害」と診断され続ける

Bさん（OL・29歳）

Bさんは、元々行動的で活発な女性です。

学生時代は運動部の部長として周囲を引っ張るタイプ。
そんな彼女が企業に就職した際、些細な事で思い悩む様になりました。

「学生時代から仲間を引っ張り、リーダーに向いていた自分。
これくらいの仕事ができないなんて自分はダメな人間だ」

Bさんは、結果ばかりを求め、周囲の顔色をうかがい、
仕事よりも現場での立ち位置ばかり気にする様になりました。
集中力が続かず、ミスが目立つようになってしまい、焦る気持ちで、
更なるミスを作ってしまう、そんな悪循環の状況。

寝る前にもあれこれ思い悩む様になり、常に寝不足をためこんだ状態に。
落ちた体力では、当然ながら様々な仕事をこなせなくなったのでした。

集中力低下とミスを職場で指摘され、
上司に心療内科を勧められた様です。

運動の事、給料日のショッピングの事、遅くまで飲み明かしていた事。
これらの事実を話すと、主治医から、
「これはうつではなく、双極性障害の可能性がある」
と言われたとの事でした。

その結果、改善が進まない薬物療法を3年も続ける結果となりました。

上がった気分を下げる、下がった気分を上げる。
自分がこれまで受けてきた堂々巡りの治療方法に、
疑問がわき始めたとBさんは悔しい表情を浮かべていました。
必要だと言われ受け続けているカウンセリングも傾聴のみ。

「セカンドオピニオンカウンセリング」目的で飛行機にて、
私のいる熊本まで来られました。

＜礼子からのメッセージ＞

彼女自身、「傾聴」で心癒やされる時期は完全に過ぎていました。
他でカウンセリングを受けている場合は、本人が混乱する可能性も考慮し、
基本的には、私のカウンセリング契約はいたしません。

しかし、今回のセカンドオピニオンカウンセリングで
私からアドバイスした事は、

自分の受けたい医療とカウンセリングは自分自身で決めて良い。

しかし現状は、医師のセカンドオピニオンを受けたいけれど、
情報がない、知り合いにも精神科病院へ通院している人がいない
との事。
唯一あてにできるのは、インターネットの情報程度。

しかし、本人が「治りたい」、そう心から思えば、そのような状況は
引き寄せられるものなのです。

人は、必要な情報を得ようとすれば思考アンテナが張られるためです。

主治医には、長い間お世話になった事もあり、「紹介状」の依頼を
言い出せなかったとの事。
「転職のため」「実家の母親の看病のため」等という口実を提案し、
彼女が受けたい医療を実践している医師の元へ、
その後、受診する事ができたＢさんでした。

医師が違えば、診断名も治療方法も異なります。

「双極性障害」の診断はすぐに取り下げられ、
少量の抗うつ薬のみに大幅減量となったのでした。

「いつか治るかもしれない」と希望が持てた事は、
これまで諦めていた、恋愛や結婚、妊娠などに対しても、
光が見え始めたといいます。

【う・つ・か・ら・の・学・び】

誰もが、受けたい医療を選ぶ権利がある。
小さな一歩を踏み出せば、何かがゆっくりと変わっていく。

❸ 家庭内暴力が原因だった　うつ

Cさん（主婦・33歳）

Cさんは夫から暴力を受けていました。

さらに夫の浮気、同居する姑の暴言などから抑うつ状態へ。
そのような家庭内不和は、
子供たちの成長や精神衛生上にも大きな問題でした。

Cさんは、浪費癖の夫に代わりパート勤めで家計を支えていました。
しかし体力勝負の業務のため、心身の疲労はすでにピークに。
さらには、体に残る暴力痕を隠しながら必死に耐えていたのです。

夫は「これは夫婦の問題だ」と主張。第三者を入れず、話し合いもせず、
解決に至らない中で、Cさんも次第に眠れなくなりました。

抵抗する体力も気力もなく、半ば自宅を追い出されるようにして、
Cさんは孤独な状況に追い込まれました。

頼れる実家もなく、どこに助けを求めたらいいものか、
夫からの仕返しも怖い、とおびえていたのです。
誰に相談して良いのか分からないと、電話相談がありました。

＜礼子からのメッセージ＞

言葉にできないほどの苦しい現実。
女性を、性やストレスのはけ口にしている、
想像以上の劣悪な状況でした。

まず、公的機関の弁護士へ相談する様促しました。
Cさん自身で警察へも通報しました。子供たちの事は児童相談所へ相談。
子供の精神状態や学校での様子は、
担任の先生と連携を取っていただく事に。
そして、一人で頑張ってこられたCさんの心に寄り添いました。

単に時間をかけたカウンセリングは意味をなしません。

それよりも何よりも、この様々な不安や不眠は、
家庭内トラブルが根本的原因であるため、

「物理的解決」を早期に目指さなければなりません。

様々な公的機関を活用し、Cさん自身の身の安全も確保しました。

結婚したもの同士なら、人生の最後まで添い遂げなければならない、
このような固定概念もありました。

自分がダメだから暴力を振るわれても仕方がない、
自分さえ我慢すれば…という気持ちから、
抵抗するという行動に移せなかった様子。

夫婦の在り様はそれぞれ、三者三様ですが、
時には物理的解決を進める事が、心と身体の安定に繋がる事を
彼女に伝え、行動を起こす事になりました。

このような状況下で、彼女が精神科病院を受診し、抗うつ薬を
服用したところで、夫が優しくなる訳ではありません。
不倫相手と別れてくれる訳でもありません。

当たり前ですが、夫に叩かれても、
ハガネの精神力で対抗できる力が持てる訳でもないのです。
人生の悩み全てを、薬が一網打尽に解決してくれる訳がないのですから。

一歩踏み出した事で裁判も進み、その翌年離婚が成立。

あの抑うつ状態からも、薬に頼る事も一切なく、
心の安定を取り戻したＣさんから、
別人のような声で連絡をいただきました。

「子供たちと一緒に明るい未来へ、一歩ずつ進み始めました」

【う・つ・か・ら・の・学・び】
夫婦であっても他人同士。
心の健康を奪われてまで添い遂げる必要はない。
生き方は、他人に決められる事ではない。

❹ 更年期という顔の　うつ

Dさん（主婦・50歳）

**夫は県外に単身赴任中、2人の娘さんも成人した事から、
一人で過ごす日々が多くなっていたDさん。**

家計のためと気軽な気持ちで始めた事務の仕事でしたが、
そこは主婦同士に、暗黙の上下関係ができ上がっている世界でした。

休憩時間でも、気軽に話ができる雰囲気はなく居場所のない日々。

そんなある日、
一人自宅に居ると何故だか涙が止まらない様になったのです。
テレビを見ても笑えず、孤独感を癒す事ができませんでした。

古い友人たちは、みな県外在住。
思い切って電話をかけてみても、それぞれの家庭の事情もあり
ゆっくり話す事もできません。

一人で食べるしかない食事時には、「美味しいね」と喜んでもらえたり、
たわいもない会話をする相手も存在しません。
何の目的もなく、ただ虚しく台所に立つ事もあった様です。

そんな時Dさんは、急に動悸や息切れに襲われ、
パニック症状を起こしてしまいます。

誰にも頼る事ができず、一人で呼吸を整えたり、
数年前の頓服を服用したり、
何とかその日その日をやり過ごす時間だけが増えたのでした。

「まさか自分がうつ？　いや、私に限って。私は弱くない」

そう自問自答を繰り返し、なんとか気持ちを収めます。
気がつくと、既に1年の月日が流れていたのです。

「うつを克服した看護師のカウンセラーがいる」、と新聞で読み、
私の訪問カウンセリングを希望されました。

＜礼子からのメッセージ＞

看護師の私が、カウンセリングをする中でまず気をつけるのは、
こころの不安定に繋がる様な基礎疾患がないか、
身体的治療を早急に要する様な症状はないか、

問診の中で気づいた事を確認し、**消去法で対応**します。

Dさんの場合、気になった事は軽い「ホットフラッシュ」でした。
かかりつけの内科医師がいないことから、検診も遠のいていたとの事。

精神科の受診には強い抵抗感があり、ここは無理に勧めたところで
Dさんとの信頼関係を壊しそうだったので、まず本人と話し合い、
婦人科の受診を勧める事にしました。

結果は、予想通りでした。

採血などの結果から、婦人科的治療の必要性を指摘され、
精神科の抗うつ薬ではなく、婦人科病院での漢方治療が開始となりました。

そうはいっても、女性ホルモンの変化に伴う心の変調に対しては、
カウンセリングを希望されたため定期訪問を開始。

「自分自身が健康に向かうために、不必要な人間関係」
を見直す様話すと、合わなかった職場から、
離れる事を決意されたDさん。

体調の良い日には関東地方に住むご両親に逢いに行ったり、
友人とランチへ行ったり、外で過ごす時間を増やしました。

公民館で行われている無料の行事にも参加してみると、
共通の趣味の友人もできた様です。

何よりも自分が一緒にいて心地よい、
そんな人間関係の構築に努めていきました。

退職後であっても生活パターンのリズムが乱れない様に。

その点だけは気をつけて観察しました。

思い切って買った犬の散歩が日課となり、少しでも外へ出るキッカケも
自分で作られました。
体力が戻ると笑顔も増えます。

治療に関しては、信頼できる婦人科医師との出逢いにより、
漢方治療で改善していきました。

娘たちに対して心配かけまいとしていたDさんでしたが、
子供はいつまでも子供ではありません。女性同士の良き理解者です。
腹を割って何でも相談できる、素敵な親子関係へ変化していったのでした。

【う・つ・か・ら・の・学・び】

職場環境は社会のほんの一部分であり、
世界の全てではない。
視野を広げたら、楽しい事は見つけられる。
子供であっても良き相談者。共に支え合っていけば良い。

❺ 本当は貧血だった　うつ

Eさん（主婦・27歳）

結婚を機にパートを辞めたEさんの主訴は「倦怠感・動悸・息切れ」

ただ、何をするにも気持ちが前を向かず、ご主人から買い物へ誘われても
「私は行かない」と一人、自宅へこもる様になっていました。

昔は好きだったはずの読書やランチも、最近は心から楽しめない。
「きっとこれはうつ、襲ってくる動悸や息切れも、うつ」
「手遅れだ、私はうつ病だ」

インターネットで検索すると、
うつのチェック項目の殆どが自分にも当てはまり、
「うつ病」だと確信したといいます。
どこかに答えが、きっと元気になれる言葉が載っているはず…。

携帯電話が安定剤代わりになり、
1日中横になったままのネット依存の状態に。
誰が書き込んだのか分からない情報に一喜一憂し、心を翻弄され、
悪化の一途をたどる結果となりました。

その後、メンタルクリニックを受診。
「うつ病」と診断を受け薬物治療が開始されました。
新婚のEさんとしては、本当は妊娠を望んでいましたが、
服薬状態のまま妊娠する事は怖かったのです。

薬に頼る生き方なってしまった自分自身を責め始めました。
うつが治らないなら子供が作られないかもしれない、という夫への罪悪感、
夫の両親に対しての申し訳なさ。

再就職もままならず、女性としての明るい未来も見えず、
こころの中は絶望感で一杯の日々でした。

通院するクリニックは、待ち時間がさほどない事がせめてもの救い。
しかし回復のための具体的な指導や話し合いもなく、
薬の話だけで終わる診察内容には、疑問が頭から離れなかった様です。
通院先では、とくに採血もありません。

極少量の服薬継続で、
「じゃ、また4週間後ですね」と言われるまま、
未来が見えないEさんでした。

本当は健康になって子供が欲しいという希望もあり、
出産経験のある私に、その様なことも含めて相談にのってほしい、
というご相談でした。

＜礼子からのメッセージ＞

関西訪問カウンセリングの時、Eさんにはじめてお逢いし、
駅の周辺を一緒に歩いていて気になった事がありました。

それは、やけに白すぎる肌、息切れ具合、脈の早さ等などでした。
これまでの既往歴、手術歴もお聴きしました。

状態を詳細に確認させていただいた後、Eさんへご相談した事は、

「一度、内科的精査を受けてみませんか?」

そこに何があるか分かりませんが、
うつに似た症状が出る内科的疾患もあるためです。

まず消去法で、早急に内科的治療の必要性がなければ、
私もカウンセリングお受けします。しかし、

「何かあれば内科治療を最優先して頂きたい」

と彼女へ伝えました。

私のカウンセリングは保険適応ではなく料金を伴うので、
必要がなければ受けていただく必要はないのですから。

結果的に、確認できた事はやはり「鉄欠乏性貧血」でした。

彼女は、以前も鉄剤服用歴がありましたが、
副作用があったり、飲み忘れたりしていました。
仕事も多忙なため、自然と内科受診も足が遠のいたとの事。

その後は、内科医師のすすめで婦人科へも紹介され、受診。
貧血は、きちんと治療を受ける事で改善していきましたが、
心の不調などがあったため、
本人希望もあり、引き続きカウンセリングを行いました。

猛暑の夏を乗り切るために、自宅でも行えるセルフケアを提案。
妊活のために身体を冷やさない取り組みも開始。

台所用品も自分好みに変え、愛する夫のために台所へ立つ時間が
「喜びの時間」の一つに変わっていきました。
その様なささやかな幸せを感じる時間によって、
自然と携帯を手放せる様になりました。

内科と婦人科にて適切な対処を受けつつ、次第に血色のよい、
笑顔が美しいEさんへ変化していったのでした。

【う・つ・か・ら・の・学・び】
こころの症状は、うつではなく内科治療が必要な場合もある。
ネット依存は百害あって一利なし、
リアルなこの世界を楽しむ事が大切。

❻ 本当は仕事を辞めたかった　うつ

Fさん（看護師・47歳）

看護師の資格を持つFさんは、
不規則な交代制勤務と家事育児に追われるナース。

社会人を経験後、一念発起して看護学校入学。国家資格を得ました。

世のため人のためにと、目指した看護の世界でした。
「ナイチンゲール精神」が人一倍強かったFさんですが、
現場内での派閥やナースステーションで繰り広げられる女性同士の
人間関係に直面し、どんどん理想と現実の狭間で、人間不信になりました。

落ち込むことが多くなり、同時に偏頭痛や肩こり、便秘やめまい、
アレルギー症状などの身体症状も出現しはじめました。
上司からの些細な指導の言葉にも、
何故だか涙が止まらなくなる日もあったといいます。

夜勤で安定しない睡眠パターン、不規則な食生活。
ナースとしては中堅職のため後輩指導の役目もあります。
家庭では、子供は反抗期真っ盛り。夫の帰宅も遅く、
すべてを一人で抱え込んでいる状況でした。まさに、
疲れを溜め込み過ぎた身体は、ストレスを跳ね返せない状態でした。

私はこんなにも頑張っている、自分が思う様に進めないのは、
自分に辛く当たるあの人が悪い。
体調が回復しないのは労働環境が悪い職場が原因。

第3章　全てが、うつでは〝ないかもしれない〟という事実

イライラし子供に八つ当たりする事も増えていきました。

しかし、いとおしい我が子の寝顔をみてはタメ息と自己嫌悪の日々。

勤務中も「本当に遠回りして看護師になって良かったのだろうか、
昔の仕事を辞めない方が良かったのでは…」
そればかりが頭によぎり集中できない。
些細なミスを連発し、看護師としても自信がなくなっていった様です。

Ｆさんは上司に相談し休職する事になりました。
休職中の過ごし方、今後の看護師としての仕事のあり方についての
ご相談でした。

＜礼子からのメッセージ＞

まずは、いまの抑うつ症状は、一度休養し、

規則正しい睡眠がしっかり確保された事で早期に改善していきました。

カウンセリングの中で見えてきた事は、社会人経験後に、
周囲の反対を押し切って通った看護学校、つぎ込んだ多額の学費。

そこで得た、念願だったはずの看護師国家資格。
しかしそれに見合わない現状。

もう後戻りはできない、一度決めた仕事は最後まで貫かなければならない、
という固定概念がさらに彼女を苦しめていました。

自称「健康オタク」というほど人の身体と心に興味があったＦさん。

アロマやリンパマッサージ、東洋医学等など知識は豊富な方。

そんな彼女でしたが、
「この知識を生かして、看護師の枠にとらわれない働き方が
自分にもできるかもしれない、でもまた自分は無理かもしれない、でも…」
という心の葛藤を抱えていたのでした。

休職期間中に、「生きる」と同時に「働くとは?」

この問いに向き合った彼女。
自分の心からのメッセージを素直に受け入れ始めてから、
何故だか心も身体も軽くなった様です。

また、看護師は感情労働。その心構えについても話し合いました。

良質な睡眠が取れる様になった事は、
物事を建設的、健全に考える事に繋がったのです。

職場復職の際は、夜勤免除の条件で上司と話し合い、
折り合いをつけて日勤看護師として復職。

夜勤をしなくなった分、もちろん収入は減りました。
しかし、心と身体の健康を取り戻すために、

「**今の自分に必要な事**」だと意味づけをしました。

ナースステーションで相変わらず繰り広げられる女同士の人間模様。
尊敬できる人は**教師**に、できない人は**反面教師**に。

起こる事から何か一つでも学びに繋げたいと前向きになったFさん。

しばらくは看護職で医療経験を積み、
将来セラピストとして起業したいと、目標がハッキリしてきました。

「事なかれ主義の人たちと歩幅を合わせられない自分」を初めは、
責めていましたが、ちょっと視点を変えてみれば、
それは「個性」。

出る杭が打たれやすくなるのは仕方がない、
打たれないほど出てしまえばいい。

この事も彼女へ伝えました。
起業家というのは強い信念がないとダメなのです。

自分なりの方法で社会貢献をし、夢を叶えるためには、
信念在る仲間を持つ必要がある

という事も。

独創的な思考と信念と行動力を持っていた彼女には、
ワクワクした未来を感じてもらう事で、
不調にとらわれない時間作りを積極的にしてもらいました。

その結果、結果的に抑うつ症状もなくなったのでした。

自己犠牲の看護観だけではけして変われません。

野戦病院で心身ともに燃え尽きた看護師たちを、
知性と合理性をもって改革していったフローレンス・ナイチンゲール。

その精神を、改めて私はFさんと語りあったのでした。

【う・つ・か・ら・の・学・び】
自己犠牲の看護観では、誰も救われない。
自分の健康、喜びがあってこそ、人を幸せに導いてあげられる。

❼ くすりの副作用だった　うつ

Gさん（主婦・68歳）

**Gさんは元来、軽いめまいや吐き気を伴うほどの
慢性偏頭痛の持ち主でした。**

精密検査を受けても、脳に異常はなく、鎮痛薬服用は常習化していました。
それでも家族や家計のため、良い妻、良い母であろうと、
日々必死に頑張っていたのです。

そんな中で起こった熊本地震でした。
繰り返される大きな余震に心休まる日はなく、さらには避難所生活でも、
個人のプライバシーは一切ない状況でした。

不安気な人々の表情を見るたびに、
自分自身の将来への不安もどんどん溢れ出します。
これまでに不定愁訴という爆弾を抱えた身体が、震災ストレスによって
一気に崩れるには、そう時間はかからなかったのでした。

初めのうちは軽い不眠だったのですが、日を追う毎に悪化の一途。
不安や動悸や、思考力低下。身体の冷えが足先まで広がり、
どれだけ着込んでも、芯まで冷える感覚が消えません。

かかりつけの医師に進められ精神科病院へ受診。
その後、6ヶ月間の入院治療を受けましたが、
結果的に退院時の処方は、1日15錠を超えていました。

薬の添付書を読まれたご家族は、気になる事があったといいます。

「これは、うつ病の症状なのか、飲んでいる薬の副作用なのか?」

もう何が何だか分からない状況に、ご家族としても不安が募るばかり。
ふらつきにより、夜間転倒しかけた事もあったといいます。
年齢を考慮すると今後、いつ転倒、骨折（その後の寝たきり）しても
おかしくない状況だったのです。

一気に変わり果ててしまった母親の姿に、
何をどうしたらいいのか…、と息子さんからご相談が入りました。

＜礼子からのメッセージ＞

Gさんは、医師が言われる事に反論してはならない、
意見をしてはならない、という想いで治療を受けられていました。

服薬カレンダーに仕分けをされたものを、確実に服用して、
医師からの指示はしっかり守る優等生でした。

しかしながら、
その処方は色とりどりで、服薬するだけでお腹がいっぱいになる、と。
私は医師ではないので薬剤に関して指示する事は一切できません。
しかし、医療現場での実情も少なからず経験の中で理解できます。

私が、カウンセラーとしてアドバイスできる事は、
「医療との向き合い方」
「主治医との向き合い方」

「短時間診療を、どの様に有効活用するのか」
といった患者側としての心構えや姿勢です。

患者側も、**自助努力が絶対的に必要**で、
医師に、**すべてお任せ状態では回復はあり得ない**のです。

まず、
診察にGさん一人で行かれていたため、家族同伴をお願いしました。
思考力が低下したGさんだけでは話し合いにならないと思ったためです。

大切な診察の時間を、無意味な時間にしないため
疑問、質問があれば紙に書いていく事を提案しました。

白衣の医師を目の前に、その雰囲気にのまれたら、
なに一つ納得できないまま、あっけなく終わり退室。
虚しく次回受診日を待つ日々になりかねません。

「自分自身の治療に責任をもつ」
「家族の励ましや愛情、協力なしには回復は困難」

という事を家族皆さんにお伝えしました。
私もサポーターの一員に加えて頂き、
家族全員が一致団結、お母様へのサポートが始まりました。

本人だけでなく家族も望んでいた、「最小限での薬物療法」。
家族から直接、主治医へ、Gさんの言葉で相談してもらいました。
本人が先生と直接話し合いができる思考力に戻るまで家族も診察に同席。
もちろん、移動の運転もご家族へお願いしました。

主治医も本人の意思を尊重してくれ、多剤併用の状況から減薬開始。

回らなかった呂律（ろれつ）や身体のふらつき等も見られなくなったのでした。
動ける様になった身体になり、次に提案した事は、

不活発な生活習慣の改善。

体力低下も著しくあったため、ご家族へお願いし、
散歩や家事リハビリを一緒に行ってもらいました。

転倒防止に部屋には無駄なモノを置かない様に環境整備。
便秘に効果のある食生活へ見直し、腸内環境も整えられました。
増えた運動量と上がった代謝で下剤関係も一切不要に。

家庭菜園にも取り組み、植物の成長や収穫の喜びを感じながら、
たくさんの自然に触れる様にした結果、
Ｇさんは頓服に頼ることもなくなりました。

家族のたくさんの愛情、ご自身の自助努力、
そして主治医との向き合い方が変わった事で
まず初めの４ヶ月程で、１日５錠への減薬に至りました。

お孫さんを見つめるＧさんの眼差しは、
部屋に飾られた家族写真の笑顔、そのままだったのでした。

【う・つ・か・ら・の・学・び】
日時が経てば必ず状況は改善する。
治ることを諦めず、皆で笑える日が来る事を信じ続ける。
家族の無償の愛情は、どんな薬にも勝る。

❽ 減薬が心配な　うつ

Hさん（教師・55歳）

Hさんは学校の先生です。
クラス担任と同時に部活動も受け持っていました。

多忙を極める勤務状況の中、些細な事にも自分の感情コントロールが
上手くできなくなった様です。
次第に不眠状態となり、
精神科病院へ通院するも一向に改善の兆しがみえず、
焦燥感、無力感、希死念慮などの症状に襲われる日々となりました。

うつの治療に専念するため早期退職する事となりました。

教師を天職と考えてきたHさんです。
生徒の笑顔に囲まれ、教壇に立つ自分自身の姿は、
本当に誇らしかったといいます。
しかし今は「先生」と頼ってくる生徒もいない。

自宅近くの小学校から聞えてくる学校のチャイムの音。
この音を聞くたびに、「どうして教師を辞めてしまったんだ」と自己嫌悪へ。

退職の時に教え子が描いてくれた色紙や写真だけが心の支えだったのです。
次第に引きこもるようになり、生きがい、やりがいを感じられない生活に
変わっていってしまいました。

元々勉強熱心な性格でしたから、服用している薬や、
うつ治療に関しても、誰よりも勉強している自信があったとの事。
しかし病気について勉強してみても、現状は「結果」に結びつかない。
増薬になっても不安、減薬になっても不安、という負のスパイラルでした。

「うつ克服に、一体自分に何が足りないのか」とご相談がありました。

＜礼子からのメッセージ＞

毎日記録されている日記からは、その几帳面な性格が感じられました。
しかし内容が、きつかった事、できなかった事まで、詳細に描かれており、
Ｈさん自身も日記を読み返す事自体が苦しかったといいます。

「できない自分」を思い出し、
その時の「負」の感情に浸る事は、けして建設的ではありません。
せっかくならば、日記に書く内容は、
「ささやかであってもできた事、気づいた事、嬉しかった事、
癒やされた事」
などを書き留める様にお伝えしました。

そして、
眠る前と起きた時、不安になった時に、最低3回
そのノートを読み返し、声に出す。

この事を課題として提案しました。

Ｈさんが抱えるいちばんの不安は、
「依存性のある薬を止めたら、酷い離脱症状が出るであろう自分」

101

という、未だ起こっていない未来に対しての不安でした。そして、

「コレを飲むから生きられている、飲み続けなければ自分は生きられない」
という気持ちでした。

薬効によって得られた心の安定ではなく、Hさんの場合は、
「薬をのむという行為」によって得られる安心感。

サプリメントでもラムネ菓子でも、Hさんには効くと感じました。
そこで私は、「プラセボ効果」の事を説明しました。

Hさんは、自分が在りたい姿に向かって本当に自助努力されています。
回復した状態を診て、主治医が減薬許可を出してくれる事は、
本来なら喜ぶべき事実です。

しかし減れば減るほど、その事が「不安」になる。
これは、とてももったいない事です。
アクセルを踏みながら、一緒にブレーキも踏んでいる状態と言えます。

これまでの功績や成し遂げてきた事などを語って頂くと、
何故この仕事を目指したのか、何をしたくて教師の道を選んだのか、
人生の目的など改めて思い出し、しみじみと語ってくれたHさんでした。

忘れていた大切な想いを思い出した様です。

「喜びリスト」を作り、日記の書き方も工夫し、
安定剤に変わるノート制作に取り組みました。

児童館などで子供たちに絵本の読み聞かせしている
笑顔の自分の姿を、ありありと描いてもらいました。

Hさんに向けられている、
キラキラした子供たちの眼差し、たくさんの笑顔。

それが実現できた自分の姿をイメージするだけで、
心から幸せを感じると、うっすら涙を浮かべていました。

減薬は、自助努力によってできた喜ぶべき事実です。

これまでの薬に対する「心の依存性」は和らぎ、
間違いなくHさんは未来に向かって一歩一歩すすんでいます。

【う・つ・か・ら・の・学・び】
年齢に関係なく、人は変われる。
向ける想いは、起こってもいない不安な未来ではなく
在りたい自分の姿。

※プラセボ効果（プラシーボ効果）
偽薬効果とも呼ばれており、本来は薬効として効く成分のない薬（偽薬）を
投与したにもかかわらず、病気が快方に向かったり治癒する事を意味する。

❾ 不眠の原因はネット依存だった　うつ

Iさん（主婦・35歳）

Iさんは2人の子供を抱える主婦。

PTAのママさんグループでの小さな揉め事から、人間関係が悪化。
ボスママと、その取り巻きであるママ集団の言動に対し、
一喜一憂する様になり、次第に疲れ果て眠れなくなってしまいました。

体調不良で集まりに参加できない自分に対して、
「あの人うつみたいよ」
なんて皆が笑っているのではないか、
そんな疑心暗鬼、妄想に駆られる様になったのです。

多忙な夫に相談できる時間もないし、
年老いた両親にも心配をかけたくない。

しかし対人恐怖症が酷くなり、
とうとう自宅から出られなくなってしまいました。

友人に勧められ、メンタルクリニック受診。
「うつ病」の診断あり。

初診にも関わらず多くの薬が処方され、その後は医師からは、
「減薬は慎重に」
を繰り返されるばかりで一向に減薬できない状況。

自分の薬をインターネットで調べたり、
同じ悩みを抱えた人と繋がってみては、
お互いの苦しさを吐き出しあったりする事が日課。

初めのうちは、それが安心感に繋がったのですが、
相手の精神状態にＩさん自身が振り回される様になった様子。
その関係性すら不安材料になり、その不安をかき消してくれそうな、
ネット仲間を新たに探し始める、まさに悪循環。

気がつけば、睡眠導入剤を服用後も、
布団の中でも携帯が手放せない状況になっていました。
携帯を閉じるタイミングさえ解らなくなり、
不眠時の頓服薬も深夜2時、3時…。

案の定、朝方まで薬の効果が残り、いつ子供が登校して行ったのかさえ
分からない状況でした。

一向に改善しないため、主治医から増薬・入院・電気痙攣療法まで
提案されたとの事。

主婦として、母親として、朝から何一つできない自分に対して
益々自己嫌悪に陥り、消えたい気持ちも出てきてしまったのです。

ある日、
「自分は一体何をしているんだ」と気づかされる事件がおこります。
「また子供と笑いたい」という想い、悔しさ、涙が一気に溢れ
「治す覚悟」を決めたＩさん。

具体的支援の希望があり、ご相談に至りました。

105

＜礼子からのメッセージ＞

Ｉさんに何よりも優先すべきは、「**質の良い睡眠**」の確保でした。
キッカケは「人間関係の問題」であったかもしれませんが、
これまでの悪化の根本的原因は「ネット依存」です。

布団へ入ってまで携帯電話を手放さず、
眠らない状況を自分自身で作り出してしまっている事実。
そのデメリットは余りにも大きいものでした。
せっかく受けている治療も、眠るために薬を飲んでみても結局、

強制的に眠らないようにしているのは、
紛れもなく自分自身の行動だったのです。

診察時には、
「不安で眠れない」
という状況のみ主治医へ伝えていたとの事。

「先生、どうにかしてください」
涙ながらに懇願する患者を目の前にして、
そこだけを聴いた医師の立場からみたら、
増薬や入院、電気痙攣療法までをも提案されるのは
当然の事かもしれません。

私の立場から言えるのは、Ｉさん自身に今大切な事は、
まず「**眠る環境**」を整える事。
せめて２０時には携帯を手放し、あらゆる情報から離れる様に
提案しました。

要らぬ情報にまみれ、不安を抱えたまま眠る事は「悪夢」にも繋がります。

人間関係について等は平行して介入する事として、
ご本人と一緒に、

「睡眠で得られる恩恵」「眠る必要性」
について考えました。

「あ、だからまずは、眠る事が必要なのだ」

何よりも本人が、〝腑に落ちる事〟が重要。
どれだけ周囲が、一生懸命言葉をかけても指示をしても
本人の**自助努力**なしには何もすすまないからです。

Ｉさんが向けるべき眼差しはネット仲間ではありません。

世界でいちばん自分の存在を必要としている可愛い子供たちだったはず。
血眼になって手が疲れるまで携帯を操作する母親の隣で、

「ママ一緒に遊んでよ…」
「ママは僕たち嫌いになったの？」
と涙をこらえる子供たちを、まず、ただただ抱きしめる事を提案。
まず小さな一歩。でもＩさんにとっては大きな一歩です。

キツい時には言葉なんか要らないのです。

買い物でお金の計算をする、献立を考える、野菜を切る、
味噌汁を作る、コップを洗う、洗濯ものをたたむ、…

あらゆる家事もリハビリ。
そっと薄皮をはがす様に、回復していくのですから。

少しずつですが、台所へ立てる様にもなりました。
そして家族みんなで食卓を囲める、温かな生活へ
ゆっくりと変化していったのでした。

【う・つ・か・ら・の・学・び】
大切にするのはネット仲間ではなく、家族。
眠る環境作りが一番重要。
家事の一つひとつは最高のリハビリになる。

❿ 思考の書き換えだけでお薬が必要なくなった

Jさん（主婦・40歳）

「我が子の気持ちが解からない、もう母親としての自信がありません」
一言目にその様な言葉をこぼしたJさん。

初めての出産に、初めての育児。イヤイヤ時期の子。
自己主張が出てきた我が子を前にして、完全に自信を失っていました。

その精彩に欠ける表情は、子に対し手を挙げてしまった自分への自己嫌悪。
言うことを聞かない我が子に対する歯がゆさ。
自分が思うやり方で協力をしてくれない夫への怒り、
家庭状況を理解してくれない夫の両親への感情からだったのです。

裕福な家庭に育ったJさんは、特に不自由さや、
大きなストレスを抱えることなく生活してきた様子。
そんな中、起こった今回の事。

同時に、パート仲間とも些細な行き違があり、
次第に寝付きが悪くなり、悪夢を見ては夜中起きてしまうことも。

思い通りにならない仕事、思い通りにならない人間関係。
思い通りにならない子供、思い通りにならない夫の態度…。
さらにイライラは募ります。

109

周囲で楽しそうに笑う友人をみては、
またさらに自己嫌悪に陥るJさんでした。

始めて受診した精神科病院で、担当医から、
「様子をみましょう」
と安定剤と睡眠導入剤を処方されました。
しかし、待合室に暗い顔で座る他の患者さんたちを見ては、
「自分は違う、自分だけはうつじゃないんだ、あんな風になりたくない」

そう自分をなだめては、4週間毎の受診をただただ繰り返していました。

精神科の病院へ入るところを偶然ママ友から見られてしまった事で更に、
「きっと皆に噂されるんだ、わたしは笑われるんだ」
と疑心暗鬼が止まらない。

時間だけが経過しても主治医は、
「様子を見ましょう」
と言うのみ。出口の見えないトンネルに入ってしまったのではないか、
これ以上薬に頼りたくないという想いから、ご相談に至りました。

＜礼子からのメッセージ＞

始めてJさんとお話し、その振る舞いをみて感じたのは、
40年間の考え方の癖が彼女を苦しめてしまっている、という事。

どんなに少量のお薬であっても副作用のない薬は在りません。
これから先も、一時しのぎに過ぎないお薬を服用し続ける、
そして医療費を支払い続ける、待ち時間に耐える。

これらの物理的、精神的ストレスは彼女にとって
メリットは何一つないのです。

Ｊさん自身も、ハッキリそれに気がついていました。

まず彼女の思考を探ると、一つは
人生の中で「負荷」の少なすぎる育ち方がありました。
世間や周囲の状況変化に、決定的に「抵抗力」がないのです。

だから不意に起こる事、変化する環境、変動する感情についていけない。
初めての子育ても誰だって迷いますし、
実際に楽しい事ばかりではありません。

母親になった瞬間に、
「100点満点の育児をしなければ」
そんな想いもあった様子。

子育てや人間関係での葛藤も、全ては人間としての当然の感情です。
この揺れる感情がなければ、人間らしさはなく単なる機械人間です。
泣く自分、悲しむ自分、イライラする自分、
Ｊさんはむしろ人間らしい人かもしれません。

問題はその感情を持つ事ではなくて、持ち「続ける」という事。

Ｊさんは、自分の周囲で起こった出来事に対してこう思い込みます。
「これは全て私を苦しめるために起こっているんだ、
罰当たりな事をしてしまったからだ、もう私は人生の敗北者だ」

いや、そうではないのです。

起きた事が問題ではなく、
それを「どのように捉えたから」不安になるのか、悲しくなるのか

その仕組みを知ったJさんは、これに気づくと、
お薬に頼る事もなくなり、自然と病院からも卒業したのでした。

自己主張する幼い息子に対しても、
「彼は、健全な成長過程にあるのだ」
と思える様になり、
子供とともに成長する自分、そして子供との時間も、
余裕をもって向き合える様になりました。

【う・つ・か・ら・の・学・び】
変動する感情はむしろ人間らしい。
習慣化した考え方も、習慣化して変える事はできる。

ここまで、お読みいただき本当に有り難うございます。
登場して頂いた10名の女性たち。

さて、あなたはどう感じましたか?

薬だけでは改善していかない理由、
何か感じる事ができましたか?

薬よりも何よりも、まず見直すべき事は

「生活習慣」そして「習慣化した考え方」

身体の不調は、
あなたに**大切な何か**を気づいてほしい
と思い、やってきます。

病気は大切なメッセージです。

その答えは　**あなた自身にしか解らない。**

でも、その答えに気づく事ができたら、
あなたは　この瞬間から　きっと変われるのです。

第4章

井原先生語録
その〝言葉〟が私に勇気と知恵をくれました

思い返せば、看護師時代にうつと診断され、
その現実は受け入れがたく途方に暮れたのを思い出します。
精神科医療の現状に、何を信じていいのか、
誰を信じていいものか…。
地獄をさまよった人間のひとりです。
幸いな事に、最低限のお薬で治療をして下さる
ある医師との出会いにより、私は復活する事ができました。

後生川礼子という、一人の人間の命が救われたのです。

うつ病体験は、私の今までの人生を根底から覆し、
「第二の人生」と「覚悟と役割」を与えました。
医師でもなく、専門家でもなく、ただの看護師兼主婦にです。

しかしながら、うつ克服に何がいちばん重要なのか
私は気づいてしまったのです。
それは、〝うつという病〟を取り巻く医療の現状と、
数年前に私自身もそうであった、医療従事者である医師と
看護師の姿からでした。

医師も、看護師も、薬も、そして私も…、悩んでいるあなたを、
さっと救い出してくれる〝魔法使い〟ではないのです。

理想や考え方と現状の医療との間で、
日々葛藤していた私に奇跡に近い出会いがありました。

それは、「薬に頼らない」という精神科医療を有言実行している、
獨協医科大学埼玉医療センター（旧獨協医科大学越谷病院）
こころの診療科・井原裕教授の数多くの著書との出会いでした。
その著書に書かれている「一言一句」は、
私に、感動的な衝撃と光明をもたらしてくれたのです。

正直、私自身が本当に救われた想いだったのです。

この章は、その井原先生の著書からのお言葉と、
後半は直接お聞きしたお話から、私がまとめさせていただき、
「井原先生語録」として紹介させていただきます。

井原 裕 (いはら ひろし) 略歴

1962年神奈川県生まれ。獨協医科大学埼玉医療センターこころの診療科教授。精神科医。東北大学医学部卒。自治医科大学大学院にて医学博士を、ケンブリッジ大学大学院にて PhDを修得。順天堂大学准教授を経て、2008年から現職。日本の大学病院で唯一の「薬に頼らない精神科」を主宰。専門は、うつ病、発達障害、プラダー・ウィリー症候群等。精神科臨床一般のみならず、産業医としてストレスチェックに対応し、精神保健判定医として医療観察法審判等の業務も行っている。
主な著書として、
『精神科医島崎俊樹―人間の学の誕生―』(東信堂)、『思春期の精神科面接ライブ―こころの診察室から―』(星和書店)、『生活習慣病としてのうつ病』(弘文堂)、『うつの8割に薬は無意味』(朝日新聞出版)、『うつの常識、じつは非常識』(ディスカヴァー・トゥエンティワン)、『精神科医と考える薬に頼らないこころの健康法』(産学社) など多数。

診断について

<井原先生語録>

■「診断」ができても「治療」はできるのか、
が問われなければなりません。
うつ病問題は診断にではなく、あくまで治療において存在します。

■「うつ病」と診断されたが治らない人がいます。
「うつ病ではないうつ状態」と診断されたが、
やはり、治らない人がいます。

■診断すれば治せるというものではなく、診断はされたのに
治療はなされていない人が、ゴマンといることこそ問題なのです。

■うつ病かどうかを正確に診断できれば
正確な治療ができるかというと、それはまた別問題です。

■うつになった原因は千差万別です。

■現実逃避の口実を与えるのが精神科医の仕事ではありません。
むしろ現実に向き合うように励ます事こそ、精神科医の仕事です。

第4章 井原先生語録

<礼子のメッセージ>

私の場合も医師によってコロコロ診断名が変わりましたね…。
人は不安になるとネットに頼りがち。

昔と違いネットで簡単に情報収集や
自己診断ができますが、
あれをして益々不安になる人が多い様な気が
します。

何かしら誰にでも当てはまる項目はあると思い
ますし。

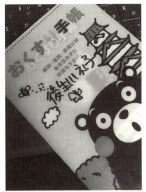
当時使っていたお薬手帳

「先生からうつ病だと言われました」と、
「うつ病」のレッテルを貼られカルテに病名記載されてから、
一気に転がる様に悪化されたクライアント様もいました。

一時的な症状や心理テストの結果だけで簡単に診断されるのは怖い。

診断はされたものの、ハッキリ言って、
「先生そこから一体どうしてくれるの？」って思ってしまいます。

<井原先生語録>

■うつ病の患者さんには、まず生活習慣上の問題があります。

■どの様な生活習慣が「うつ」をもたらすかを知っておくこと。

■さらには、それが年齢、性別ごとに、
どう異なるのか知っておく事が必要です。

<礼子のメッセージ>

私も診断は受けましたが、
とある病院では、言えば言うほどお薬を処方され、
挙げ句の果てには、
「…で？　結局入院したいんですか？」と言われました。

これが診察というものなのか、目を合わせ様ともせず、
パソコン入力にしか興味がない医師もいました。

好きで入った医療・看護の世界に、
絶望した瞬間でした。

残念な事ですが、診察しながら
参考書を取り出す医師の姿も見た事があります。

第4章 井原先生語録

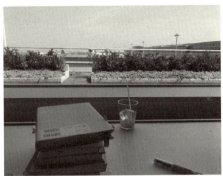
自分の学び

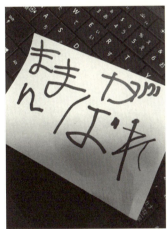
小さな手紙

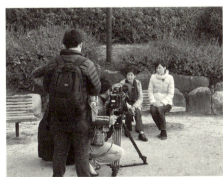
家族総出でTV取材を受ける（H27.12月 RKK 熊本放送）

「うつは脳の病気」って本当？

＜井原先生語録＞

■「うつ病は脳の病気」というフレーズは、
精神療法ができない医師が、精神療法をしないという
口実として利用しているに過ぎません。
「抗うつ薬を飲みさえすれば治る脳の病気」
となってしまいました。

■理由のある憂うつも、訳のある悲しみも、
十把一絡げに「脳の病気」となったのです。

■本来、精神療法の対象とすべき人々が、
ただ薬を与えられているという事になります。
まさに「薬漬け」となったのです。

■「うつは脳の病気、薬で治すもの」と事実の様に語られたのです。

■患者側は、すべては薬で解決してもらえるのかと錯覚してしまいます。
「薬を飲めば治る、この医者について行けば大丈夫」、
そう期待してしまうのです。

■その際、両者は重大な事実を失念します。
それは、人生の悩みの全てを
抗うつ薬が解消してくれる訳ではないという
当たり前の事実なのです。

第4章　井原先生語録

＜礼子のメッセージ＞

私、実は「うつは脳の病気」だと思い込んでいました。

実際医療現場での勉強会や、製薬会社から来られたMRさんから、
勉強会でもその様に言われていましたから。

そうは言っても、悩める健康人だったはずの私も、
とうとう正常な判断ができないほどになっていったのは
自分でも感じたのです。

「まさか…自分が」と受け入れられず、寝ずに考え倒して、
状況を放置していたのも、悪化の要因の一つかと思いました。

その前に現れていた身体からの「生活を見直せ！」
という重要サインを見逃した訳です。
栄養ドリンクやサプリメントでごまかす日々が、
そもそも問題だったのです。

123

精神科医の立場について～あなたが望む医師ってどんな人？～

<井原先生語録>

■医師と患者さんの関係性は、対等な関係を前提とした
「パートナーシップ」だと考えます。
医師も患者さんも、対等に発言する権利を持ち、
その分、対等に責任を持つという事が大切です。

■「患者を治せる精神科医はいない」
「ただこうすれば治るかもしれない」という提案をしてきただけ。

■精神科医は頼るものではありません、利用するものです。

■病気ではなく人間を診る、症状ではなく生活を診る、
そういった都会に生きる人の人生全体を
正面から見つめていかないと治りません。

■優れた精神科医は自らの力量に頼って
強引に治そうとするものではない。
むしろ、患者さんの中にある「治ろうとする力・意欲」を
引き出しているだけです。
「俺が治す」と意気込んで、
患者さんの心の中に乗り込んでくるものではありません。

124

■私は、片足は世間的常識側に、もう片足だけは精神医学の側に、
というスタンスで診療を行っています。
この「半精神医学」の立場から、「都市型うつ」を
「脳の病気」と見なしても得るところはありません。
なぜなら、
「脳が悪くなっている」訳ではないからです。

<礼子のメッセージ>

弱っている時には、何かにすがりたい気持ちですね。

医師の言われるまま服用する。
なぜなら医師が最後の砦だと思い込んでいたから。

私も様々な薬を服用しましたが、
とうとうお尻の皮がむけてしまう程に
身体が動かなくなった時期があります。

身体中がしびれて、トイレへ行くのを決断するにも、
2時間を要した時期もある。
あれは、うつの症状ではなく完全に薬剤の副作用だと思います。

あんなに多剤併用していたら医師は
「どの薬によるものなのか」
「うつの症状なのか、副作用によるものなのか」
判断できるのでしょうか。

「激励禁忌神話」～「頑張れ」は本当に禁句?～

<井原先生語録>

■人は温かい励ましなしでは生きていけません。
自信を失った時、大きな壁に直面した時、
「この苦労がけして報われないのでは」という
不安にさいなまれる時、自分を支えてくれる人が欲しい、
強く激励して欲しいと、内心願うものでしょう。

■身体の疾患であれ、精神の疾患であれ、励まされる事なくして、
人は病という重荷を背負って生きていく事はできないのです。
うつ病患者だけが励ましの恩恵に
浴してならない理由などありません。

■「うつ病」で苦しむ人を、温かく励ます事は、
治療上必要であり、
「うつ病＝激励禁忌」の図式は、逆に弊害のほうが大きいのです。

■英語圏内のテキストにおいては、
むしろ全てのうつ病患者に激励は必要とされている。
日本での「激励禁忌」は、英語圏内の精神科医には
理解できない事でしょう。

126

第4章　井原先生語録

＜礼子のメッセージ＞

看護学校や医療現場でも、「うつ病の人は励ますな」
と教わった医療者は多いのではないでしょうか。
私が当時受けた国家試験にすらも出されていた問題です。

医療者側だったはずの自分が実際うつ病になって思いました。
「むしろ励まされない事の方が弊害が大きい」って事を。

生きる意味さえ分からない時、
自分が生きる価値があるのか無いのかさえ分からない時に
心から欲しい言葉は「励まし」でした。

息をするだけで精一杯の日もあった。
その時期にはただ見守っていて欲しい。

でも一歩前を向きたいけど向けない、向いていいのか、
自分には前を向く価値があるのかさえ分からず迷っている時には
「大丈夫だよ、一緒に頑張ろうよ」

この励ましの一言が本当に人間の命を吹き返すのです。

温かなその一言に下ばかり向いていた私の涙は止まり、
ゆっくりと顔を上げる事ができました。
カウンセリングでも、顔を上げ第二の人生を進み出した人々の笑顔に
「やっぱり人間には励ましって必要なんだよな」と心から思うのです。

127

本当の精神療法について

<井原先生語録>

■精神療法ができないのは、養成システムに致命的欠陥があって、
大学病院には精神療法を教えられる教師が殆どいません。
多くの精神科医は事実上、薬物療法しか学ばないで成長していきます。
精神療法を教わった事がないのだから、できるはずがありません。
だから薬を出すしかないのです。
これこそが、薬物療法偏重の原因です。

■精神科医がすべき事は、機械的に薬を出す事なんかではなくて、
言葉のやり取りを通じて患者の抱える問題を整理し、
指示と助言を与える事。
すなわち、PDCAサイクルで単発的ではなく
診療をシリーズ化する事です。

■患者と医師とで目標を共有し診察の度に確認、
一つの物語を展開・シリーズ化させていく事が大切。
間の抜けた「最近どうですか？」とか
「お天気の話」などしている時間はないのです。

■ナントカ精神療法一般とか、カントカ技法一般を論じても
意味がありません。
「この患者の、今、ここ」をこそ徹底的に考えなければなりません。

＜礼子のメッセージ＞

井原先生が重要だと述べておられる「診療のPDCAサイクル」。
私もカウンセリングの中に取り入れています。
本当に重要です。むしろこれがなければ、
お天気話や世間話だけの無意味な時間になりかねません。
大切なその5分程度の診療時間は、次回の診察日までの過ごし方に
大きな差を生むといっても過言ではありません。

年齢も環境も症状も治療も何もかも同じ人など存在しないのだから、
心のサポートは教科書通りに行くはずがありませんし、
難しいと日々感じます。
とはいえ、カウンセラーという立場からの提案でも、
お薬に頼らなくなるケースも在る位ですから
医師が行う精神療法の効果を期待せずにいられません。

パソコンばかりではなく、目を合わせ向き合ってくれる、
そして、薬に勝る精神療法ができる医師がたくさん増えて欲しいと
イチ元当事者としても願うのです。

キャリア重視の方から「どこの学校出身でどんな経歴か」と、
問われた事もあります。
実際、私は国家資格の看護師という名刺しかありません。
その事が心の何処かに引っかかりながら迎えた、とある大きな講演会。

「看護師なりの言葉で話したらいい」と先生から頂いた言葉で、
「医師になれるものではない、私は私なりに」
と思い緊張がほぐれたのを思い出します。
私は私なりに、これからも。

生活療法〜生活習慣から症状を診る〜

<井原先生語録>

■心と身体の健康を維持するためには適度なストレスは必要です。
適度な仕事は健康法の一環で、それは規則正しい生活をもたらし、
精神と肉体の若さを保つのです。

■働き盛りのうつと、高齢者のうつはちょっと原因が違います。
後者はむしろ、運動不足によるうつ。
だから歩かせれば治ります。

■正しい診断を受けて、特効薬を飲めばみるみる良くなっていく、
そんなうまい話にだまされてはいけません。
まず、自分のできる範囲の自助努力が必要です。

■自助努力をせずに医師側を責める様な事があれば、
医師もこれ以上あなたに責められたくない代わりに
一生懸命努力する。
それは、薬の増薬、変更、追加。
挙げ句の果てには、入院、電気痙攣療法の勧めでしょう。

第4章　井原先生語録

＜礼子のメッセージ＞

私が基本的に「訪問スタイル」を取っているのは、
まずその「人間」の「生活を知る」事が重要だと思うからです。

当初は独自スタイルで活動していた私ですが、
井原先生の方針「生活を診よ、人間を診よ」という言葉に
勇気を頂き、あらたに一歩踏み出せました。

これからも、私のカウンセリングスタイルの基本軸になりますし、
訪問は引きこもりの方々が、まず一歩踏み出すための関わりも可能です。
生活をみたら少なからず問題点を感じるものです。

観察力も重要ですが、そこは看護師経験の強みかもしれません。

うつ病は脳の病気ではなく「生活習慣病」
糖尿病や高血圧症の様に、睡眠・運動・節酒・断酒などを主とした
療養指導を中心にすれば良い、という意見には私も同感です。

具体的アドバイスを、思考低下、希死念慮のある方々へ
アプローチする事は難しい時期もあります。
そんな時には、できる事から一歩一歩行けばいいとお伝えしています。
それ自体が義務感になっては苦しいのです。

131

双極性障害～その気分変動は病気？～

<井原先生語録>

■そもそも気分変動を「病的」と見なす視点自体が間違いです。
気分変動はそれ自体正常な生理反応です。
当初うつ病と診断した、その抑うつ自体も正常な心理的反応の
範囲に過ぎなかったのではないかと疑うべきです。

■夜遅くまで起きていたり、音楽に合わせて踊ってみたり
イライラして、家族や友人と口論したり、
少し元気が出て気前よく買い物したりする。
主治医に話すとこう言われる、
「あなたはうつ病ではありません。双極性障害です」

■気分の上下動など、しょせんは睡眠・覚醒リズムの動揺に
引きずられて生じた二次的な症状に過ぎません。

■「双極性障害は気分の障害」という先入観を捨てて下さい。
気分なんかに注目するから失敗するのです。
上がった気分を下げる、下がった気分を上げる
とかいった発想はけしてしてはなりません。

＜礼子のメッセージ＞

私はずっと不思議でした。
「気分変動が病気扱いされる事」
こんなこと言っていたら、きっと誰もが、
「双極性障害」に当てはまるのではないか、と。

しかも、女性は、特に女性ホルモンとも一生付き合って行かなければ
ならないし、生理の時には少々ナイーブにもなる。
この状態が抑うつ状態であり、その後の元気ハツラツが躁状態
であるとしたら、簡単に薬が処方されてしまう‥‥。

私は心配なのです。
実際に「薬が処方されてしまった」残念なケースありましたから。

そもそも現代社会に生きる私たちの、このような自然な気分変動を
「病的」と見なす視点自体が間違いです。
気分変動はそれ自体正常な生理反応なのです。

人間らしい感情変動自体も、
正常な心理的反応の範囲に過ぎなかったのではないか、との、
井原先生の言葉に私も同感でした。

「自分はうつ病ではなく双極性障害と言われたから、もう治りません」
といって未来や治療自体を諦めている方もいます。

そもそもその診断名こそが適切だったのか、疑う必要があるし、
ご本人がその診断名と減らない薬に納得いかないのならば、
「セカンドオピニオン外来」の検討も私は提案しています。

133

お薬とアルコール

＜井原先生語録＞

■アルコールを飲んだ状態で、
抗うつ薬なり、抗精神病薬なり、気分安定剤なりを服用しても、
効果が発揮される訳がありません。

■精神科全ての薬物は断酒が原則、
「車乗るなら酒飲むな、薬飲むなら酒飲むな」です。

■飲んで寝るのは気絶している様なもの。
気絶と睡眠は違います。

■見た目に同じであっても生体にとっての意味が違います。
睡眠に本来関わるメンテナンス機能は
十分働いていないと見るべきです。

■お酒が切れたころに、突然覚醒してしまい、
その後一睡もできないまま朝を迎えるという事があります。
睡眠のリズムが崩れていく訳です。

■いずれにしてもお酒は睡眠にとって味方ではなく、
むしろ敵だという事を知るべきでしょう。

第4章 井原先生語録

<礼子のメッセージ>

本当に治したいのなら絶対条件「断酒！」です。
薬の添付文書でも「アルコールと一緒に服用可能」
などと書かれているものは何一つないのです。
治療を受けるか、アルコールを飲むか、どちらか一つにするべきです。

男性クライアント様の中に、睡眠薬に頼りたくないと言う方がいました。

そのために取り組まれていた事を確認すると「寝酒」だったのです。
案の定、夜間のトイレ起きやお酒が抜けた後の中途覚醒。
そしてまた眠れず寝酒。当然ながら朝から起きられない。

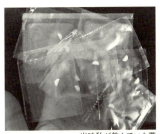

当時私が飲んでいた薬

薬に頼りたくない気持ちは重々理解できますが、
解決するためのエネルギーの矛先が違っているのですから
カウンセリングをしても回復するはずがないのです。

結局その方はお酒をやめる事ができなかったため、
私も潔くカウンセリングをお断りする事にしました。

お酒をやめない、自助努力しないと言い切る方に、
私にはさしのべる手はないからです。

自分の治療に責任を持つ

<井原先生語録>

■患者さんは素晴らしい精神科医に巡り会えて、自分の悩みも
苦しみも全て解消してくれる様な期待をしている人がいます。

■しかし医療者に期待しても仕方がありません。
何よりもあなた自身の可能性にかけるべきなのです。

■うつは難敵。強い気持ちがなくては、この難敵とは闘えません。
一時的に気が弱くなっているため
親切で優しい先生に「癒し」を求めます。

■しかし難敵と闘うためには「癒し」だけでは足りません。
頑張る事も必要なのです。

■「治療の主役はあなた自身」
あなたの治療をあなたにかわって担ってさしあげる事は
他の誰にもできません。

■「うつ」と闘え。
闘うのは、あなた自身なのです。

■最もいけないのは薬の効果を過信する事。
抗うつ薬を飲むだけでは治りません。

■何より患者さんの自助努力が不可欠。
なんら努力もしないで、
ただ薬を飲むだけでは「うつ」に負けてしまいます。

■今日の薬漬け医療は借金苦と似ています。
薬が薬を呼び、症状が薬を呼ぶ。
この様にして雪だるま式に処方が膨れあがっていく。

■借金を返すために、
さらに借金を繰り返す、多重責務の構造と何ら変わりないのです。

■毎月のように通院させられ、毎月の様に医療費を支払わされます。
薬が雪だるま式に増えていけば家計は圧迫されていきます。

■「脳が悪くなっている」訳ではありません。
だから脳に効く薬を飲ませてみても、頭に電流を流しても
それらの効果は一時的にとどまります。
また元の生活に戻ればたちまち再発してしまいます。

■薬だけ飲んでいれば治るなんて、あり得ないのです。

■「気軽にお医者さんへ相談しましょう」と
言った結果起きた事といえば、
それは悩める現代人の大量の「うつ病」化です。

■悩みは解決されるどころか、薬漬けになって
更に別の苦しみさえ付加されてしまいました。

■「うつは心の風邪」キャンペーン以降、
精神科の敷居は低くなりました。
でもそもそも薬で解決するべき問題なのかが
問われなければなりません。

■「なんとかして下さい」と患者に頼まれたら
医師は「なんとかしてあげよう」と思い薬を出すしかないでしょう。

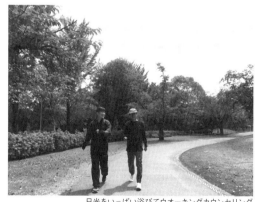

日光をいっぱい浴びてウオーキングカウンセリング

＜礼子のメッセージ＞

私はこれも大きな勘違いをしていました。
この心の不調はお医者さんへ行ったら治るもの。
早めの受診、早めに薬を飲めば治る、早めに先生に相談したら
「心の風邪」と言われる様にいつの間にか治るものだと。

それは看護師時代から患者様へ言っていた言葉でもありました。
「何かあったらお医者様へご相談くださいね」って笑顔で、
しかも優しい言葉で。
実際自分が患者として初めて精神科の門を叩いた時、どうだったのか？
自分の発していたその言葉が適正だったのか、今でも疑問が残ります。

井原先生が書かれている様に「自助努力する」という事を療養当時、
知っていた訳でなく、「精神科への医療不信」からです。
なので「薬に頼らない、自助努力をせざるを得ない状況」だったのです。
医師であっても一人の人間に過ぎません、どんなに凄い先生でも、
「自分の人生の全てを任せてはいけない」
という事も身をもって知りました。

クライアント様にも医療との向き合い方についてもお話ししています。
「えいっ！」と一歩踏み出すのは家族でも同僚でも友人でもなく
紛れもなく「自分自身」。
自分の受ける医療に自分が責任を持つ、
自分が望むのならセカンドオピニオン外来を受ける事も選択肢の一つと
考えて良いと提案しています。

セカンドオピニオンについても、どの様に今の主治医へ
「紹介状」をお願いしたらいいのか等、著書に詳しく書かれており、
それらの言葉のまま使わせていただいています。

家族や周囲のサポートについて

<井原先生語録>

■家族や周囲の人は「日薬」と「目薬」で接する事が大切です。
「日薬」とは、何事も日時が経てば状況が変わる、
どんな困難も時が解決してくれる、
その様な意味です。

■「目薬」とは、「誰か見守ってくれている人がいる」という実感。
そう思うと、かなりの苦しみにも耐えられます。
逆に、自分を見てくれる人がいない、と思うと人間はもろいものです。

■家族の立場で、
「時がすべてを癒やしてくれる」「あなたは一人じゃない」
と伝え続ける事は、患者さんの心を支え続けるという事なのです。

■うつはなりたくてなるものではなく、
たいていは刀折れて矢尽きて、うつになります。

■療養のために実家に帰ると求めても、
そこにはある程度理解のある家族がいないといけません。
孤独な療養生活はリスクはありますが、
他に選択肢がない場合もあります。

<礼子のメッセージ>

私の場合、希死念慮が強くありましたが、
家族はもしも、という大きなリスクを負ってでも私を信じて
私の選択した事を受け入れてくれました。
この様な家族間の信頼関係、サポート体制は
回復課程の大きなポイントです。

とはいえ、家族が一番の味方かと思いきや、一番の敵だったりもします。
本人へ「早く治って欲しい」と願う余り、
言いたくもない余計な一言を言ってしまったり、
結果を焦る家族と話し合いすらならず
感情論の大喧嘩になってしまうケースもあります。

家族自体が、「だって、うつ病って休んだら治るものなんでしょう」
と病気に対する理解がなかったり、気分転換に良かれと思い、
無理矢理外出させたり。
サポート自体に問題がある時には、
家族カウンセリングを試みる場合もあります。
実際は、相談者一人の問題ではないからです。

私は、カウンセリング時間しかその場に居られないのです。
ほとんどの時間を一緒に過ごすご家族からも、
「大丈夫、あなたは一人じゃないよ」
こう言い続けて頂きたいと思っています。

うつは難敵です、だから本当に「根気強さ」、これが重要なのです。

うつ予防・再発防止について

<井原先生語録>

❶「週50時間睡眠」
睡眠収支のバランスを2～3日で取る様にし、最悪でも7日間で
収支バランスを合わせる事にしてみましょう。
女性の場合、月のものの直前数日間は睡眠時間を0.5時間長めに
とった方がいい様に思います。

❷「3日に1度、睡眠負債を返す」
年齢とともに「睡眠負債」に耐えられなくなりますので、平日から
十分な睡眠をとり週の後半に寝不足の借金を抱え込まない事です。

❸「定時起床、就寝は早めに」
身体のリズムは起床時刻によってリセットされます。
体の時計をずらさないためにもできる事なら早めの就床で補うほうが
いいです。

❹「30分の仮眠」
生理学的にも午後2時～3時頃。
コツは15分から30分の間にとどめる事がポイント。

❺「アルコールのコントロール」
毎日飲んでいる人なら1日おきにする。2合飲む人なら1合にとどめる。
それでも倦怠感、頭痛などの不快な症状が抜けない場合、
いったんは完全断酒すべきでしょう。

❻「歩く」
7時間の良好な睡眠とは、17時間の活動がもたらす
「ご褒美」の様なもの。
精神が疲れているからこそ、良好な睡眠が必要で、
良好な睡眠のためには適度な肉体疲労が必要です。

❼「睡眠日誌で自分の健康記録をつける」
セルフケアを怠って、その結果精神科受診しなくてはならない、
となると大変です。通院時間、待ち時間、治療費などの
無駄を省くためにも自分自身の健康状態を客観視する事です。

<礼子のメッセージ>

私も一度は苦しい時期を過ごした人間。
再発をしないための方法も病気から学びました。
とはいえ、書く事が好きな私は原稿制作でパソコンへ向かうと、
「やり過ぎる」というスイッチは何処かにある様なな気がしています。
そこで、あえて時間を区切って仕事をしたり、ストレッチしたりと
自分で心がけています。

私も二度とあの様な世界には行きたくありません。
病気になる前の生活パターンと、現在の生活パターンでは、環境はもちろん、
人間関係、タイムスケジュール等々、まったく違う生活スタイルになっています。

読者の皆様も、
病気が教えてくれた大切な事は今後に生かさない手はないのです。
❶から❼の行為は、本当にシンプルで、誰もが
「知っているし当然でしょ」と口にしそうな簡単な事ばかりです。

143

薬物療法〜それでもお薬に頼りますか?〜

＜井原先生語録＞

■そもそも精神医学の教科書が役に立たないのは
治療の優先順位について書かれていないからです。
どの抗うつ薬を選ぶかなどは実はどうでもいい事であり
その前にしなければならない事がたくさんあります。

■不健康で、あれた生活を送っている患者さんは
薬物を受け入れる状態が整っていません。
当然、そこに薬剤を投与しても本来の効果を発揮してくれません。

■薬でごまかそうとする医師と、
薬でごまかされ様とする患者さんとの共同作業によって
精神科の薬漬け医療は展開していく。

■治療者側が不定愁訴に振り回されて抗不安薬、
睡眠薬の調整に気を取られると墓穴をほる。
身体症状とは別にあるはずで職場での適応、両親との関係性、
義父母などの関係性などの中に「何かある」と読むべきでしょう。

■「抗うつ薬を少量ではなく十分な量を使え」
「短期間ではなく長期間にわたって使え」
…という判を押したように使われているこの台詞。
うつ病の治療を語る全ての論者が異口同音に使っています。

第4章　井原先生語録

■うつは言うまでもなく、「脳の病気ではない」ので
薬物療法を行っても効果は期待できません。
抗うつ薬には「抗派遣切り効果」もなければ
「抗失業効果」もないし、むろん「抗嫁姑葛藤効果」もない訳です。
社会的問題は薬では解決しません。

■うつ病治療に使われる抗うつ薬は、重いうつ病には有効でも、
グレーゾーンの軽症うつ病や適応障害、気分変調などには、
さしたる効果は期待できません。
悩める健康人が抗うつ薬を飲んでも大して意味はない。
それどころか、薬には副作用だってあるのです。

■患者が良くなったと言えば「薬が効いた」と判断し、
患者が悪くなったと言えば「薬が足りなかった」と解釈する。

■患者が良くなったのは、薬が効いたせいではなく
担当医の一言が患者にとって、
「救い」と受け取られたからかもしれない。
悪くなったのは薬が合わないせいではなく、
小さな行き違いで上司に不本意な叱責を受けたせいかもしれない。

■高齢者の「うつ」に対しては治しすぎない様にしています。
効果のない薬でも副作用だけはあります。
日中の眠気は「うつ」を一層悪くしますし、
夜のふらつきは転倒を招きかねません。
それで骨折してしまえば事態はますます悪化します。
そんな事になるくらいなら、いっそ使わない方がましなのです。

145

＜礼子のメッセージ＞

一人のうつ病経験者としては、
「薬漬け医療の医師」の味方をする気にはなれない、
でも調和が大切で一匹オオカミでやって行く事もできない。

その様な葛藤を抱えていた時に、井原先生が、
獨協医科大学埼玉医療センター（旧獨協医科大学越谷病院）の
たった一人の精神科医師だった時代のお話を伺う事ができました。
ここでは、けして薬を使わないといっている訳ではなく
必要がないから使わないだけ。

日本の大学病院で唯一「薬に頼らない治療」の看板を堂々かかげ、
しかも、約半数近くの方は薬なしで治療されています。

今や地球の裏側から患者さんが受診してこられるとの事。
実際わたしの住む熊本から通院されている方も知っています。
移動時間、お金を費やしてまで何故そこまで患者は求めるのか、
理由は「薬に頼らず治したいから」です。

全国に、「薬に頼らない」を堂々と掲げて実践してくれる医療機関が
増えたら救われる患者さんも増えると思います。
私も微力ではありますが、「薬に頼らせない」カウンセリングを
目指して頑張っていきたいと改めて思いました。

第4章 井原先生語録

うつは治ると知る事

<井原先生語録>

■うつ病は基本的に治る、
その事実をほかでもない患者さん自身が知っておく事です。

■死・病・痛は人生の一部です。

■患者さん自身が、
「自分の問題を解決できるのは、自分だけ」
という明白な事実に向き合いさえすればいいのです。

<礼子のメッセージ>

「うつは治ります」

ある医師の、この力強い言葉に、どれだけ支えられたか分かりません。
病気になる前、私は大きな勘違いしていました。

「うつ病は治らない不治の病、
もし治ったとしたら、
それは本当にラッキーな一部の人たちで、
余ほどイイ先生に出会え、
イイ薬をチョイスしてくれたためだろう」って。

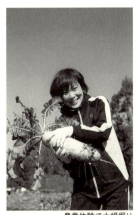

農業体験で大根掘り

今はこう思います。
「本人が治りたいと思っているのか、思わないのか」
患者さん自身が、
「自分の問題を解決できるのは、自分だけ」
という明白な事実に向き合いさえすればいいのです。

その「一歩進みたい心」を
カウンセラーや医療者は後押しするしかできない。
どれだけコチラが「治してあげよう」と意気込んだところで
最後はご本人の意思なのです。

私自身も、まず「これは治るもの」だと事実を知る事で
「治る前提で生きる」と決心できました。
そんな私も、いまサポーター側になりました。
本人の想い、自己治癒力、回復力を信じて、
「根気強く向き合うしかないのだ」と思っています。

第5章

うつ克服3年経過
今、私が心がけている大切な事

この原稿を書いているのは平成29年8月。
猛暑続きの熊本では盛大な「火の国祭り」が終わったばかりです。

思い返せば3年前の平成26年夏。

抑うつ状態から無職になり、
熊本市電の百数十円の電車代も払えない。
再就職先を探すために通っていた職業安定所。
情報収集のため、
その片道1時間以上もの道のりを歩いて通うのが私の日常でした。

フリーマーケットで買った斜めがけバックには、
シンプルな塩むすびと、ゆで卵と水。

途中、緑が勢いよく生い茂る古い神社で
「健康になります様に」
と神様に手を合わせ、静かにお参りするのが安定剤代わりでした。
体力を落とさぬ様にと適度な運動を心がけ、汗を流し、
看護師復職へ向けてリハビリをしていたのが、
思い返せばまだ「3年前」の事だったのです。

それから3年後の平成29年夏。

こうして3作目の原稿を書き、
明日カウンセリング予定である関西のクライアント様へ、
リマインダーメール。

書斎にある大きな白いホワイトボードには
3ヶ月先のスケジュールまで書き込んであるのです。

講演会、パワーポイントや資料制作、原稿期限、大学、
さらに東京都内打ち合わせの確認事項…がズラリと。
そして、ラジオ体操当番、部活応援日、学校草とり日も…。

そんな時、1階のリビングから、
夏休み中の3人の子供たちがはしゃぐ声が響いてきた。
「ママー、お兄ちゃんが変顔してくる！」
そう言って、お腹を抱え笑い泣きの子供たち。

夏休みの工作は、私が手伝う羽目になるのかしら。
宿題のプリントがない事に一体いつ気がつくのかな。

洗濯物を干し、朝食後の洗い物を手早く済ませると、
「ママ、ちょっとお仕事してくるけんね」

そして、この3年間を振り返りながらパソコンに向っている私です。
そう、皆さんによく聞かれます。

「何をどうしたら、人生こうなるの？」
「3人子育てしながら、夢叶えたりして」
「再発しないために何か気をつけている事は？」

実は、抱えた悩みや苦しみを乗り越えた経験を生かして、

「自分もカウンセラーになりたい」

そうご相談下さる女性たち（元当事者）もおられます。

そのため、この章では「後生川礼子なりに」
心がけている事をお話ししたいと思います。

すべては病気から学んだ大切な事ばかりです。
でも、とっても、シンプルな習慣なのです。

うつを超えて、今一歩踏み出したい方へ。

少しでもヒントになれば嬉しいです。

■ 早寝早起き、短時間の昼寝

体調管理の源です。
良質な睡眠を取る事の重要性は本書の中で述べた通りです。
起きている17時間のパフォーマンスを質の良いものにするため
7時間程度の睡眠時間は確保します。

朝型人間の私は、毎日4時台に起床し、夜は遅くとも22時までには
子供たちと一緒にお布団に入ります。

たまに夜更かししてしまっても、起床時間の誤差は1時間以内。

誤差の少ない起床時間の方が体内時計が安定し体調が断然良いのです。

原稿や文章仕事は早朝から午前中のみしか手をつけません。
夜の疲れ切った頭では、アイデアも浮かばず効率が悪いので、
潔く寝ます。

観たいドラマも夜更かししてまで観ません。
録画し空いた時間に観ています。

■ タイムスケジュール

朝目覚め、起き上がるまでの10分間位で考える事は「今日の行動計画」。
もしかしたら、これは看護師時代の癖かもしれません。

6時15分まで書斎で仕事をしてから、まず洗濯機のスイッチオン。
その間に、お弁当と家族の朝ご飯準備です。

皆で朝ご飯を食べると、
7時40分頃には家族全員の送り出しです。

今日は天気がいいからゴミ出しついでに日課の30分散歩をしよう。
10時に訪問カウンセリングがあるから9時には出発だな。
という事は、あれは8時40分までに済ませておこう。
あ、夜は塾の送り迎えがあるし、18時までに夕飯の支度をして
子供に食べさせてから送りださなきゃ。
という事は、買い物は訪問帰りに済ませたらいいか…。

このようにクリアな思考で一気に考え、
無理なく無駄なく過ごせるように、1日の流れをイメージします。

■ 家族時間

午後のカウンセリングを含め、私の仕事人の顔は16時終了です。
夕方には子供たちが帰宅しますし、一緒におやつを食べ、
たわいもない会話をしながら洗濯物をたたみ、整理整頓。

多忙な働くママであっても、**時間管理する事で、**
家族との時間は作ろうと思えば作れます。

家族の笑顔あっての私です。
前職（看護師）の時は、「時間がない！」が口癖だった私でした。
子育て主婦がダラダラ携帯を触っている時間がいかに無駄か、
という事も病気から学びました。

その時間があれば、読みたい本を読んだり、子供と遊んでいたいのです。

■自分時間

朝からたくさんの日光を浴びながら、ストレッチを取り入れたウォーキング。
カウンセリングがない日には、大好きな図書館まで歩いて行く事も。

自分が自分らしく過ごせる時間を大切にしています。
喜びだと感じるコト、物、人などを
積極的に自分の生活の中に取り入れています。

以前のように「物理主義」ではなくなりました。

空、風、緑…。
自然に囲まれている時間は、私にとっては心からの癒しの時間です。

毎月上京して仕事をしていますが、東京という街も大好きです。
熊本とはまた違ったエネルギーが溢れていて心がワクワクしますし、
飛行機から見える夜景も大好きで、いつも窓際の席を選んでしまいます。

■毎日リセット

お風呂上がりに、ゆっくり化粧水や乳液をつける時間、
音楽を聴きながら足のマッサージをする時間は、私の至福の時間です。

デスクワークやヒールで歩く事が長時間続く時には、
きまって持病の腰痛と足のむくみが出るので、
そこで10分程度の簡単ストレッチ。

身体と精神は繋がっているので、可能な限り、

「その日の疲れは、その日のうちにクリア」がモットー。

クリアにならない何かしらの感情がある時には、自分で

「思考の書き換えワーク」

をしてクリアにしてから眠りにつきます。そうする事で、
ぐっすり眠れ、朝からスッキリした気持ちでスタートできます。

■ お酒はつきあい程度

看護師時代には酒豪だったワタシ。
うつ治療の絶対条件である「断酒」のおかげで
めっきり弱くなりました。
呑めばツマミが食べたくなりますし、年齢のせいか翌日胃もたれする。
抜けきれていないお酒のせいで、翌日まるまる無駄にした事もあるので、

お酒はほろ酔い程度、付き合い程度

に留めています。その分、おしゃべりを楽しめる様になりました。
二日酔いのむくんだ顔ではメイクも全然きまりません。
ましてや大切なクライアント様の前にお酒の匂いが残るままの状態で、
行く事はプロとして、どうかと思うのです。

私がクライアントなら嫌ですね。
うつ症状の時には匂いにも非常に敏感ですから。

■ サポーターにも質のよいサポーターを

サポーターは第2の患者。
医療関係者にも多いと思うのですが、一生懸命にやるが故に
自分自身が疲弊してしまう、そして共倒れしてしまう可能性があります。

過去の自分は「プライドの塊」だったので、
周囲に頼る事が本当に下手な人間でした。
しかし、今は違います。

私が誰かのサポートをしている代わりに私のサポーターさんがいます。

本当に心から信頼できる方々です。
具体的な助言をいただいたり、サポートしていただいたり、
そして、時には叱咤激励も。
この方々の存在なしに今の自分はありません。
本当に感謝しております。

これは、お互いに「信頼関係」がなければ質の高さは保てません。
サポーターは誰でも良いという訳ではないからです。

■ 共感しても共存しない

私自身は、ある部分では「元当事者」という目線でも関わっています。
希死念慮があったり、深いうつ状態のクライアント様の苦しみも、
十分理解しますが、
一緒になって、その感情の濁流の中に入ることはありません。

いかにその方が楽になるか、安らぐか、希望を持てるか、
という事に、全力で目を向けます。

そして時には「物理的解決」が必要な時には、感情論は持ち出しません。
カウンセリングという時間的拘束、物理的疲労はあっても、

感情疲労は起こさない様に心がけています。

そのために重要な事は、体調管理、エネルギー充電です。

■ NOにはNO，YESにはYES

ストレスを感じる一つに、「断る」という事があります。
心がNOと言っても、YESと言わなければならない時もあるでしょう。

しかし、これはストレス以外の何者でもないと思った時には、
潔くNOと言う様にしています。

ただし、断り方も社会人として礼儀をわきまえながらです。
（私自身、本当に家庭や仕事の事情でNOと言わざるを得ない時も
あります。どうか誤解のない様にお願いいたします）

逆に、本当にYESなら満面の笑顔でYES！
理屈じゃなく、

心が無意識にワクワクする事を最大優先しています。

■ 一流の言葉にふれる

言霊。言葉は生ものです。生きています。
教科書だけの学びや、口先だけの方の言葉よりも、
「実践者、現場主義」の方々に直接お会いしてリアルな言葉を心に刻み、
相手のオーラを感じ、エネルギーを頂く様にしています。

「キミ、行動力があるね」とよく言われますが、
これはどん底経験者の強みです。
電話でアポを取った位で、「なんだこいつ」と思われたとしても、
命まで取られる事はない事は重々承知しています。

一流と言われる人間の言葉に触れたい。
感じたい。人間として成長したい。

ただそれだけです。
結果的に私の活動範囲も、人間関係も大きく変化し始めています。

■ 好きな仕事をする

けして前職の看護師が嫌だった訳ではありません。
天職でしたし、看護師も本当に素晴らしいお仕事です。
しかし人生は一回。
やりたい仕事をやっても一生、やりたくない仕事をやっても一生。
命は有限です。

「どうせ一生過ごすなら、この命、何に使ってやろうかな」

本が大好きだから作家もいいな。
話す事も好きだから講話もやってみたい。
病気の経験を生かしてカウンセラーという職もいいかも。

経済的に夫に頼らずとも、女性として自立がしてみたい。
そうだ、ナースからの起業って面白いよな。
後に続く起業ナースも増えるかも。
将来、自分のブランドを立ち上げてみるのも面白いかもしれない。

そんなシンプルな気持ちで今に至ります。

「あったらいいな」を形にする事、
自分なりの方法で社会貢献する事が一番の心の健康法。

病気をしてみて始めて気がついてしまいました。
だから再発防止のためにも、
これからも心のままに私は進みたいと思っています。

■ ご先祖に手を合わせる

「ご先祖様を大切にしなさい」
幼い頃から両親に言われてきた言葉です。
なぜなら、今の私が存在しているのは紛れもなく無数のご先祖様が、
様々な苦難や試練を乗り越え、生き抜いて下さったからこそ。
その中の誰か一人でも欠けていたら、
もう私は存在すらしなかったのですから。

自分勝手にこの世に生まれ、自分勝手に
今日も生きている訳ではないのです。

困った何かが起きた時…そんな時だけ都合良く助けてくれません。
お盆だけではなく、日頃から感謝の気持ちで静かに手を合わせれば、
必ず必要な助けは、必要な形とタイミングで与えられる。
ご先祖様は、きっと助けてくれると私は思っています。

■ 夢をもつ

「無理だよ」そう言われた事も数知れず。
人間の可能性は無限大である事は皆さんもご存じかと思います。

…にも関わらず、自分の可能性に制限をかけ、
納得しないまま生きる事が、心に良い事だと私は思えません。

過去には確かに「うつ病」だった私。
でも、過去は変えられないが、未来はどれだけでも変えられる。

そして人間は変わろうと思えば、この瞬間にも変われる、
そう強く信じています。

そう信じられる根拠はありません。
根拠なんか探していたら時間だけがあっという間に過ぎていくからです。

できない理由探しは、今日からやめて、「できる理由」探しです。
夢や希望に溢れる人生を送る事、
たくさん笑う事は、どんなお薬よりも免疫力を一番高めます。

■ 感謝の気持ち

何もかもができなくなってしまった時が、私の感情の基準になっています。
あの苦しい時期に比べたら、日々起こる事全てが擦り傷程度です。
今日も生きているだけで丸儲けなのです。

転んで捻挫して不自由しても、骨折ではない事に感謝。
安全運転で無事に仕事から帰宅できた事にも感謝。
今日も、たくさん笑えた事にも感謝。
支えてくれる人の存在にも感謝。
生きて目覚めた事にも感謝。

とにかくすべてが有り難い。

朝日を見て「毎日が元旦」です。

「ありがとう」をいつも心に、生きられる様になったのは、
まさしく病気の恩恵なのです。

■ 身体のサインを無視しない

人は生身です。
身体の不調を栄養ドリンクやサプリメントで誤魔化さない。
疲れたらまず「睡眠」です。

便秘、偏頭痛、生理周期の乱れ、むくみ、風邪症状…、
これらは「ちょっと休んだ方がいい」という身体のサイン。

本当は弱音を吐きたい心。

**弱音を声に出せないあなたに変わって
身体の症状として現れているだけの事。**

と言っても、神経質になる必要もありませんが、
自分のサインに気がつけるのは、自分自身だからです。

まだまだお話したい事はありますが、
私は、大まかにこの様な習慣で日々過ごしています。

ともあれ、そんな私も早いもので、いよいよ４０代突入です！
女性としてはホルモン変化で更年期の時期もやってくるでしょう。
母親としては、子供の反抗期、
受験や学費で頭を抱える事もあるでしょう。
嫁娘としては、親の介護で悩む事もあるでしょう。

そんな事なんか、これからたくさん起こると思います。

しかし、そこで揺らぐ感情や流れる涙は決して「再発」ではありません。

高ぶる感情に素直に、はしゃぐ事もあってもけして「躁」ではありません。

現代社会に生きる一人の女性として、当たり前の感情だと思うのです。

自分だけはうつ病なんかとは無縁よ、と心のどこかで思っていた私。
そんな自分が実際うつ病を経験してみて、

「なーんだ、ただの人間だったんだな」と気がつきました。

年齢を重ねるたび起こる身体の変化、心の変化。
人生のストーリー変化も潔く受け入れ、

一度の人生を、楽しみながら過ごして行きたいと思っています。

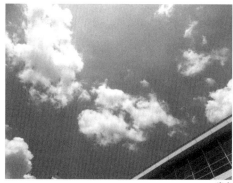
青空

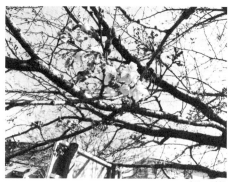
新しい季節

第6章

こころの詩

私が、心からリラックスしている時に
ふと言葉が降ってくる事があります。

詩のような　本当に短い言葉たち。
その中の一部をご紹介したいとおもいます。

なんとかなる

なんとかなる。この開き直った言葉から　物事は動き出します

どうにもならない…そう思っているから　どうにも動けない

人間だから泣くし　落ち込むし　失敗もする
馬鹿もやるし　遅刻もする

でも　これまでも　なんとかやってきた

そんな自分自身を思い出してみて、
今の状況だけにとらわれて　そんな自分
どこか忘れてしまっていませんか?

あの時も無理だって言われたけど　できちゃったよな
あの時もグッドタイミングで　あんなことが…
あの時も…
そう、あの時も…

これまで、なんとかなってきたコトは、実はたくさんある
だからこれからも

「なんとか　なる!」

知恵は光・無知は闇

無知は　闇だから照らすものがない
惑い迷う人生になります

知恵は光　それはいつしか希望になる

ならば…
何かを知ることで「光」が見えてくるかもしれない
何かを知ることで迷わなくなるかもしれない

どんな言葉が　あなたに光を与えるのか
どんな情報が　あなたに希望を与えるのか

私には分からない

でもね　「知恵」は光になる

「知ろうとすること」
「自分の心と身体に興味を持つこと」

それが人生の歯車をゆっくり　ゆっくり動かすことになるから

確実に

マイナスの言葉や想いを
自分の中に注ぎ込んではいけない

思った通りのことが起きる

うつになった時　気づきませんでしたか？
口に出さずとも　心の中は愚痴だらけだったって事を

その　マイナスの心は身体にあらわれた

私もあなたも　うつになったのは必然なのかもしれない

嘘ついていたでしょう？
自分に

マイナスの言葉やイメージは　そんな事を招いてしまう

じゃあ　反対のこと　やってみるといい

「本当は、こうしたい」
「本当は、ああしたい」

そしたら　できる
結局　思考は現実化するのだから

第6章 こころの詩

「ありがとう」を1万回いう

馬鹿か…そう言われるくらい 私は
1万回・10万回・いやきっとそれ以上

この言葉を唱えました

「無限の無限の　健康をありがとう」

「穏やかに笑える心を　ありがとう」

「無限の無限の無限の　可能性を　ありがとう」

「ありがとう」

ひたすら　ひたすら…

「ありがとう」は　いつでもどこでも手に入る魔法の言葉

いまその状況が事実としてこの手になくとも
本当にその状況が手に入ったかのように「感謝」してみる
感じてみる

言ってみてごらん

本当に　そうなるから

あるものに目を向ける

「今」は、確かにない。
でも、考えてみてください
ナイナイ探しをしているのは　紛れもなく自分自身

深呼吸して、ゆっくり周り見渡してみよう…

これって　全然
当たり前じゃないんだけど

そんなささやかな「当たり前の有難さ」に気づかず
もっと何かを求めている

自分が考える「当たり前」がないから
イライラするし　不満が出る　愚痴が出る

昨日も生きて
今日も生きている

本当は　とっても近くにあるのです

当たり前じゃない　それが…

第6章 こころの詩

病気を患った。
それは自分だけが経験した「財産」

あなたが困っている　ということは　誰かも困っている

この経験をしたことがない人には　理解できないであろう状況を今
あなたは命がけで学んでいる。
この経験は　紛れもなく

「財産」

この経験を何に生かせるのだろう
この経験は誰に役に立つのだろう

もしも　どこかで同じような悩みを抱えている人がいたら
きっと
あなたの「命がけで学んだ言葉」に救われる人がいるのです
それは、まだ見ぬ誰かかもしれません。

自分が苦しい状況の時には　他人の幸せなんか考えられないよね

でも視点をちょっとだけ変えてみよう

「経験は財産」

あなたの財産も、そのままにしていたら
もったいないのです

171

「命」という字は…

人は　一度は　叩かれる

人生投げ出したくなるくらい　辛い状況になるかもしれない
自暴自棄になるかもしれない
でもそれって　けして神様からの罰でも　嫌がらせでも
ましてや祟りでもない

あなたが忙しさの中で忘れていた大切な事を　気付いて欲しくって
それは目の前に現れた

叩かれた時に倒れることが問題ではない
倒れていいのです　人間だもの

いかにして這い上がるのか

人間は　病気に学ばなければ　ならない

必ず　這い上がれる課題しか　授けられないのだから

雨が降ったら
傘をさせばいいだけ

人生　雨もよう
小雨になったり　嵐になったり
ふと晴れ間が見えたり　夕立が起きたり

うつ　の波は天気によく似ている

晴れた日には晴れの日の過ごし方がある　でも
雨の日にも　雨の過ごし方があるのです

明日雨が降ったら　どうしようと　あなたが悩んでみても
本当に雨が降るかどうかは　明日にならないと誰にも解らない

降ったら降ったときに　傘を差せばいいだけ

だから、明日の気持ちは　明日考えたらいいのです

星に願いを

眠れないとき　夜空を見上げた事は　ありませんか

いつも見ている光に　何故だか解らないけど
ただただ涙が溢れてくる

強烈に光る　その星
あなたの瞳に映る　その無数の星たちの光は

何万年　何十万年　それ以上のタイムラグがあっても
今を一生懸命生きる　あなたを静かに癒やしてくれる

あなたの想い　伝えたい人に今は　届かないかもしれない
今は　理解してくれないかもしれない

でも人生にもある　「タイムラグ」が

あなたに　必要で必然な　タイミングで　全てが訪れる

この一冊の本との　出逢いのように

第6章 こころの詩

今日の自分にできる
「最大限の努力」の積み重ね

起き上がれない　台所に立てない　子供と一緒に笑えない

外に出られない　人と話すのが怖い

そんな日もある　だって全ては生きてるからこそ。

でも、なんだっていいの
今日の　この時間の　最大限の努力をしてみる

一人で　ご飯を炊いてみる事かもしれない
一人で　お茶碗を洗ってみる事かもしれない

毎日の小さな　小さな小さな最大限の努力こそがリハビリというもの

背筋のばして　口角挙げて　自分信じて

さぁ　今日も　まず一歩

最後の砦は　愛情

生きるのが怖い

生きているのが　辛い
生きている意味が解らない

誰か　私を　抱きしめて欲しい

さもなくば…

最後には医師も　看護師も　カウンセラーも　薬だって
なにも役には　立たないのだから

言葉は要らない　最後の砦は

愛情

もう、それだけ…

生きるための資源

歩ける足があるなら　一歩あるいてみよう
見える目があるなら　みたい世界見てみよう
話せる口があるなら　想いを伝えてみようよ

動く手があるなら　手を繋いでみよう　描いてみよう
強く抱きしめてみようよ

聞こえる耳があるなら　あなたの名前を呼ぶ人の声
聞いてみようよ

その大切な鼓動が　止まる日まで

特別なことは　なくていい

大切な事は　今あるその「資源」を有効活用する事

すると…

運命に導かれて　ゆっくり人生が　動き出すのです

おわりに

本書を企画するにあたり、やはり頭の片隅にあったのは
平成28年4月の熊本地震でした。
私の住む熊本市内も時折、身体に軽い揺れを感じるくらいの
余震が続く日々。

地震に限らず、どこで自然災害が起きてもおかしくない状況は、
あなたも気づいておられると思います。

そんな時に、お薬がない、手帳がない、通院する病院が開いていない、
ましてや医療スタッフでさえも勤務に来られない。
昼夜問わず人が溢れる避難所生活は、
心から休める環境ではありませんでした。

人は、生まれた時からお薬を服用していた訳ではありません。
今こそ一人ひとりが、
「薬に頼らない生き方」を見直す必要があると、私は思うのです。
本来、人間は健康で健全な生き物です。
めまぐるしく変化する環境、複雑な人間関係、日々の生活習慣の中で
ただ、小さな歯車がずれてしまっていただけの事。

少しずつでいい、ゆっくり軌道修正すれば、
本来のあなたへ戻る事ができるのです。

それが一体何なのか?

あなたは、本書をここまで読みながら、
ふと心によぎった出来事はありませんでしたか

おわりに

「いや、でも」とかき消した想い、本当にありませんでしたか？
それこそが、とても重要なヒントになるのです。

そして、もう一つ。
私がカウンセリングの中で出会い始めた
「うつ　ではないかもしれない、うつ　の方」という存在。

本来、薬漬けになる程でもない方々がそうなってしまっている現状。
一般常識とされてきた、うつの治療方法、矛盾した心への対応に
一石を投じたく、
「一介の元当事者のリアルな声」として書き上げたものです。

常識と言われた状況に人生を翻弄され、電話をかけて来られた匿名の女性。
「もう何もかも信じられません。生きることに疲れました。
これから子供と一緒に逝こうとおもいます…」

彼女は、本当はそんな生き方選びたくなかったはず。
本当はいとおしい我が子と、ずっとずっとずっと一緒に笑って
生きていたかったはずなのです。

でも何もかも解らない、
どうやって生きていいのか解らない。
でも　本当は　生きていたい…。
溢れ出る涙と、詰まる言葉の端々から、
そんな彼女のこころの叫びが聞えたようでした。

ママの笑顔は子供の笑顔です。
今日も頑張って生きている女性たちへ向けてもう一度、
私はお伝えしたいのです。

「あなたは　一人じゃない」
けして一人じゃないのです。
あなたからの、「本当は助けて…」という心の声を
待っている人が確かにいるのですから。

カウンセリングには、個別性が重要とはいえ、
一人ひとりと向き合える時間は
本当に限られています。

読者の皆様が、一度しかない人生を充実したものとするために、
本書が微力ながらお役に立てるとすれば、
著者としてはこの上ない喜びです。

最後になりましたが、
獨協医科大学埼玉医療センター（旧獨協医科大学越谷病院）
こころの診療科教授の井原裕先生には、
本書の執筆にあたり大変お世話になりました。
私の活動にご理解をいただき、
著書引用に関しても温かいご支援をいただきました。
改めて心から感謝申し上げます。

井原先生をはじめとした精神科医師の皆様が、有言実行されている
「薬に頼らない精神医療」は、今後も過量処方に疑問を感じている患者様、
強力な薬物療法を希望されない患者様にとって、必ず大きな光になるもの
と切実に感じております。

また、私の熱い想いを形にして下さいました、ごま書房新社池田雅行社長。
私に本を通して表現する機会を与えてくださり本当に有り難うございます。

おわりに

私を叱咤激励しながらも温かく見守ってくださる多くの方々へ。

いつも静かに応援してくれる大切な家族、いとおしい3人の子供たちへ。
そして、最後までお読み下さった大切な　あなたへ。

こころから　感謝いたします。

私と同じ様に　うつ　で悩む方が　一人でも救われる事を願いながら…。

うつ克服専門カウンセラー　後生川礼子

＜著者プロフィール＞

後生川 礼子（ごしょうがわ れいこ）

看護師。うつ克服専門カウンセラー。1978年熊本県生まれ、3児の母。
現役看護師の時に些細なことがキッカケとなりうつ病を発症するも、薬に依存しない方法で試行錯誤し1年も経たずして重度のうつ病を克服する。その体験から、「当事者目線」で、「こうあったらいいな」を形にすべく前例のない形で起業し、独自のサポート体制を確立している。活動範囲は熊本にとどまらず全国各地に及ぶ。特に関東地方の読者から多くの要望があり、「東京訪問カウンセリング」も開設し毎月実施中。
健康になりたいという心を最大限にサポート。薬に依存させないセルフケア方法を一緒に考えて、カウンセリングの最後には、「うつになって良かった」と笑顔での卒業を目指す。「本音で本気で」をモットーに相談者と誠実に向き合っている。
また公的機関や病院、企業での講演会、トークショーなど、本業のカウンセリングにとどまらず多方面で活動中。テーマは「うつ病」だけではなくワークライフバランスや、うつ病予防、子育てママ起業など様々。
著書に、
『あなたのうつ絶対克服できます!』『次にうつ克服するのはあなたの番です!』
（ごま書房新社刊）がある。

著者ホームページ　URL:http://gosyougawa.com/
または「後生川礼子」で検索。

あなたは本当にうつ？

著　　者	後生川 礼子
発 行 者	池田 雅行
発 行 所	株式会社 ごま書房新社
	〒101-0031
	東京都千代田区東神田1-5-5
	マルキビル7F
	TEL 03-3865-8641（代）
	FAX 03-3865-8643
カバーデザイン	（株）オセロ 大谷 治之
ＤＴＰ	ビーイング 田中 敏子
印刷・製本	創栄図書印刷株式会社

©Reiko Gosyougawa. 2017. printed in japan
ISBN978-4-341-13256-9 C0047

感動の書籍満載！
ごま書房新社のホームページ
http://www.gomashobo.com

後生川礼子の本

あなたのうつ絶対克服できます!

現役看護師が
ある日突然鬱になった

後生川 礼子著

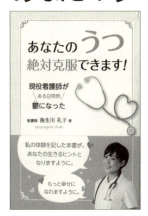

●目次
1章　ナイチンゲールになりたい!
2章　まさか…私が鬱に!?
3章　とにかく生きろ、希望をすてるな!
4章　新しい出会い
5章　地獄の日々を抜ける!
終章　こらからの私、そして私の使命!

本体価格:1300円　四六判　228頁　ISBN978-4-341-08629-9　C0047

次にうつ克服するのはあなたの番です!

鬱を治した私たちから、
あなたへのメッセージ

後生川 礼子著

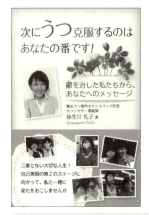

●目次
私からあなたへの質問 の章
体験 の章
生きる の章
目に見えない力 の章
それぞれの未来へ の章
私からみて考える 医療との向き合い方 の章
鬱病克服後。私の歩み の章

本体価格:1300円　四六判　236頁　ISBN978-4-341-08658-9　C0047

シリーズ累計10万部突破！ マスコミでも続々紹介

ベストセラー！ 感動の原点がここに。
日本一 心を揺るがす新聞の社説
みやざき中央新聞編集長　水谷もりひと 著

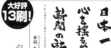

大好評13刷！

●感謝　勇気　感動　の章
●優しさ　愛　心根　の章
●志　生き方　の章
●終　章

【新聞読者である著名人の方々も推薦！】
イエローハット創業者／鍵山秀三郎さん、作家／喜多川泰さん、
コラムニスト／志賀内泰弘さん、社会教育家／田中真澄さん、
(株)船井本社代表取締役／船井勝仁さん、
『私が一番受けたいココロの授業』著者／比田井和孝さん…ほか

本体1200円＋税　　四六判　　192頁　ISBN978-4-341-08460-8　C0030

前作よりさらに深い感動を味わう。待望の続編！
日本一 心を揺るがす新聞の社説2
希望・勇気・感動溢れる珠玉の43編　　水谷もりひと 著

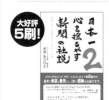

大好評5刷！

●大丈夫！ 未来はある！(序章)　●感動　勇気　感謝の章
●希望　生き方　志の章　　　　●思いやり　こころづかい　愛の章

「あるときは感動を、ある時は勇気を、
あるときは希望をくれるこの社説が、僕は大好きです。」作家　喜多川 泰
「本は心の栄養です。
この本で、心の栄養を保ち、元気にピンピンと過ごしましょう。」
　　　　　　　　　　　　　　本のソムリエ　読書普及協会理事長　清水 克衛

あの喜多川泰さん、清水克衛さんも推薦！

本体1200円＋税　　四六判　　200頁　ISBN978-4-341-08475-2　C0030

日本一 心を揺るがす新聞の社説3
みやざき中央新聞「魂の編集長」水谷もりひと

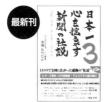

最新刊

●生き方　心づかい　の章　●志　希望　の章
●感動　感謝　の章　　　　●終　章

「スゴイ男に出会ったものだ。『魂の編集長』よ！ あなたは『日本一幸せな編集長』だ。」
元ホテルアソシア名古屋ターミナルホテル 総支配人／一般社団法人アソシア志友館 理事長　柴田秋雄
「『明日もがんばろう』そんな幸せな気持ちにさせてくれる、珠玉の社説。日本にみやざき
中央新聞があってよかったー！」
株式会社ことほぎ社長／博多の歴女　白駒妃登美

本体1250円＋税　　四六判　　200頁　ISBN978-4-341-08638-1　C0030

魂の編集長 "水谷もりひと" の講演を観る！
DVD付 日本一 心を揺るがす新聞の社説 ベストセレクション

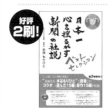

好評2刷！

書籍部分：
　完全新作15編＋「日本一心を揺るがす新聞の社説1,2」より人気の話15編
DVD：水谷もりひとの講演映像60分
・内容「行動の着地点を持つ」「強運の人生に書き換える」
　　　「脱『ぱらぱら漫画』の人生」「仕事着姿が一番かっこよかった」ほか

本体1800円＋税　　A5判　　DVD＋136頁　ISBN978-4-341-13220-0　C0030